U0123039

食物新本草目錄

心一堂　飲食文化經典文庫

3

心一堂　飲食文化經典文庫

五

5

心一堂　飲食文化經典文庫

7

心一堂　飲食文化經典文庫

心一堂　飲食文化經典文庫

11

食物新本草

食物新本草目錄終

心一堂　飲食文化經典文庫

食物新本草

丁氏醫學叢書

無錫丁福保仲祜述

第一章 緒論

一、食物之總說

食物爲身體之營養料、一日不可缺者也。構成吾人身體之化學上成分、據嘉利希富氏之報告、需人身由水（六九、）蛋白（一八、）膠質（六八）脂肪（二十、）礦質性鹽類（五）而成、此等之物質不絕分解其無用物由皮膚泌尿器系統呼吸器及消化器等而排除之、且把新陳代謝之作用、故不可不有補充之物質、凡營養前攝取蛋白質膠質脂肪含水炭素水及礦質性鹽等供此種營養之最簡單化合、且含食素、占有食素之天然物及人造物曰食品、食品中加以炙味能補助消化力與奮神經性者曰嗜好素。

其各嗜好素之混合物或嗜好素與食素之混合物曰嗜好品，此等之三物混和適當，得遂身體之要求維持身體物質之平衡者曰飲食物，例如肉類、穀類、乳汁、卵等之類，即爲食品，果實漿汁中含有之百苦陣（ペクチン）茶或珈琲中含有之茶素（即珈琲湟）各種植物中含有之苦味質、揮發油酒類含有之酒精等，即爲嗜好素，茶珈琲、果實酒類飲料、香辛類甘味類、食鹽類醬油等，即爲嗜好品。

（効用）食素中之膠質與動物體之軟骨組織及結締組織等於水中炙沸之際遂成骨膠與軟骨膠骨膠類似蛋白質因消化而變爲百布頓軟骨膠雖含蛋白質與脂肪，然食之甚難脂肪爲硬脂酸軟脂酸與促利設林之化合物即含有炭素酸素水素與蛋白質同爲細胞形成上之必要物且爲溫熱發生之原因含水炭素爲構成植物性食品之要素由炭素酸素水素化爲糖分而入於血液中於細胞尚有澱粉糊精橡皮質木纖維等之別，故含水炭素化爲糖果糖乳糖蔗糖麥芽糖等之外，內起酸化作用變爲炭酸與水發生溫熱且可因之節減脂肪與蛋白質之用礦物性鹽類對於身體之構成上亦屬緊要爲加僂誤那篤僂誤加爾曳誤（鈣）苦土（鎂）鐵、硫酸炭酸燐酸等之化合生成物鹽類所以供細胞血液消化液（胃液）等生成之用。

水占體重三分之二消化液以之組成身體之分解成蹟體（例如尿素）排出於體外

時亦以水爲媒介且爲調節溫熱之用即皮膚之蒸發散作用多體溫之放出亦多

蒸發發散之作用少體溫之放出亦少嗜好素能刺戟味神經佳艮食品之味且助其

消化促胃液之分泌助胃之運動適宜之際能增加心身之勢力也

（附記） 吾人每日應攝取之食物分量隨體量勞動氣候等而異今據歐洲學者之

研究中等勞動者一日間之保健食物就吾國人之體量晷行改訂之示之於下

蛋白質二兩七錢餘脂肪五錢餘炭水化物十二兩八錢

右係理論上之計算據日本東京衛生試驗所報告之實例則如次第一、牛乳一合、大

醬五錢、菜（葱胡蘿蔔藕馬鈴薯甘藷慈姑胡瓜等）五兩五錢肉類（牛肉、鷄肉羊豚

肉等） 六兩白米四合其中之各種滋養素蛋白質二兩六錢半脂肪七錢半炭水化

物十二兩第二鷄卵二個大醬五錢野菜（菠稜草土當百合燕菁藕筍薯蕷等）

五兩魚肉（鮪鯖鱸鰤鯰泥鰌梅魚鰡等）六兩六錢白米四合其中之各種滋養素蛋

白質二兩七錢脂肪五錢炭水化物十一兩九錢第三豆腐二兩五錢莢荳燒麩等

一兩八錢魚類（鰺鮊蝦虎魚等）二兩五錢胡麻油牛脂等一錢鷄肉三兩醬一兩白

三

餘。米四合其中之各種滋養素蛋白質二兩七錢餘脂肪五錢餘炭水化物十一兩六錢

二、消化之總說

胃液腺圖

甲管壁之上部　乙例細胞　丙主細胞

唾腺圖

甲耳腺　乙頷下腺
丙舌下腺　丁舌

將食物內之營養分同化於吾人體質內之作用曰消化然發生此同化作用消化食物將滋養分配賦於身體之各部同時將殘廢物排出體外必有一定之機管此機管

心一堂　飲食文化經典文庫

之總稱曰消化器此等之諸器官均連結爲一條之管腔其他尚有分泌液體之諸腺、

亦爲食物消化上所必要者消食器之名稱若循其順序而列舉之則有口腔、咽頭喉、

食道胃及腸等其附屬諸腺之名稱曰唾腺胃腺肝臟及膵臟等。食物先自口腔而入

賴齒力舌力而咀嚼賴水分粘液及唾液之助自咽頭經食道而入於胃中食道與胃

之交界處曰賁門自賁門而入於胃中之食物出位於胃之周壁之胃腺促胃液之分

泌食物受其作用變爲灰白色之濃液汁稱之曰糜粥復經胃腸交界處之幽門而入

於腸中腸與胃連絡之諜爲十二指腸食物達小腸內由腸壁分泌之腸液肝臟分泌

之膽汁及膵臟輸送之膵液等將糜粥復行消化因消化而得之營養分被腸壁吸收。

分布於身體之各部不消化之殘物經大腸而成糞塊自肛門排泄於體外也。

消化作用　食物入口腔之後由唾液中舍有一種之唾液素將其澱粉質之一部變

爲葡萄糖溶解於水中甚易食物遂經食道而達胃中普通呈蒼白色之胃部內面忽

血管充張而呈紅色胃液之分泌繁盛胃壁之筋肉起一種之運動使食物與胃液混

和遂成前述之糜粥經幽門而入小腸胃液之主要成分曰胃液素能令蛋白質吸收

於體內之各部目有化爲百布頓之効力糜粥者即由胃液百布頓與未起變化之脂

肪、糖分、食鹽等而成其一部分爲分布於胃之亞粘膜之血管及淋巴管所吸收其大部分自幽門而入於小腸幽門由輪狀之筋纖維（即稱之曰括約筋者）而成此筋收

圖型模之部一管化消

甲食道
乙十二指腸
丙膽囊及膽管
丁壬大腸
戊盲腸上之蟲樣垂
己膵管
庚辛小腸

縮時、則塞其通路緩張時、則開其通路胃中之物質導入腸內夫食物未變化爲糜粥之間幽門之通路固屬閉塞然使胃中有不消化之食物則不易經幽門而入小腸必

心一堂　飲食文化經典文庫

須食物強壓幽門胃筋與幽門筋起劇烈之爭鬥終至幽門不能抵抗胃部其不消化

圖器化消

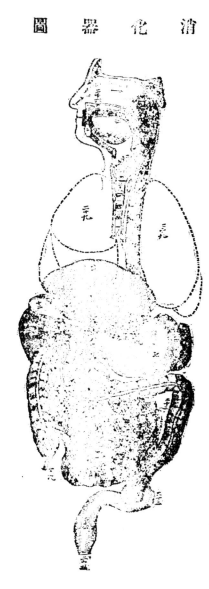

（一）口腔（二）齒（三）舌（四）咽頭（五）食道（六）賁門（七）胃（八）幽門（九）小彎（十）大彎（十一）肝臟（十二）膽囊（十三）膵臟（十四）膽膵兩管合注處（十五）十二指腸（十六）空腸（十七）廻腸（十八）盲腸（十九）蟲樣垂（二十）上行結腸（二十一）橫行結腸（二十二）下行結腸（二十三）8字部（二十四）直腸（二十五）肛門（二十六）鼻腔（二十七）喉頭（二十八）氣管（二十九）肺臟

之物遂通過也此時之腹中起劇痛或兩者均屬疲勞疾病遂由是生焉入於小腸內

七

之糜粥復賴腸部分泌之腸液肝臟分泌之膽汁及膵臟分泌之膵液消化脂肪、糖分

及鹽分由是而消化之滋養分透小腸內之薄膜爲血管及乳糜管所吸收便克循環

於全身不消化之殘廢物中水之一部爲大腸之周壁所吸收其餘之物悉自肛門排

出於體外肛門與幽門同由括約筋而成平時收縮而閉塞糞塊湧來之時則弛緩而

任其通過之。

消化力　健康者之胃攝取食物之後至遲在六時以內必能消化輸送入腸內今就

主要之食品滯留於胃中之時間示之於次卽米一時間至一時間二十分鷄卵（糞

過三分鐘而柔軟者）一時間四十五分牛乳一時間半至二時間水一時間十五分

鷄傳二時間至二時間十五分生鷄卵二時間丁五分小麥麵包二時間至二時

二十分珈琲二時間至二時二十分鳩三時間犢肉三時間馬鈴薯三時間豚肉四

時間窬卵（黃沸過久而堅硬者）四時間黑麵包四時間。

欲知腸之消化力調查糞便亦屬緊要今列擧各物品其順序準消化之體易最易者

置之於首以上循其難易之程度而列之。

肉　鷄卵　白麵包　牛乳　米　玉蜀黍　燕麥　馬鈴薯　黑麵包

心一堂　飲食文化經典文庫

（注意）（一）食品專食易於消化之物，不若混食易消化者與粗糙者之佳，此事與體力之養成上有莫大之關係。若專食易於消化之物，消化機能必不發達，體質反虛弱，故消化品與不消化品之調劑極宜注意。（二）兒童之身體發育較益，故宜攝取多量之飲食物，鑛糖分不可過多。（三）食物之量及調理之方法等，須酌量運動之強弱、消食器之健否及境遇之如何等，有能食之習慣任意食之，不良之食物勿於消食器之保護上最爲不宜。（四）食物須十分咀嚼後方可嚥下，不可加用多量之飲料，消食器之衰弱之時，不可多食及不可攝取過冷過熱之食物。（五）身體或精神疲勞之後不可飲食，食後不可作勞精疲神之事，食中使用精神最爲有害。（六）食後三時間以後食物有不消化之虞，則以不飲食爲佳。（七）著用狹小之衣服之良否有莫大之關係，習慣之人有妨橫隔膜之運動，食慾不進，故當切戒。食慾之瀆滅與空氣之關係，故須吸收新鮮之空氣。（八）菓子類有妨害胃液之作用，不可多食，又如茶、珈琲之與杳性飲料，能凝固食物中之蛋白質，有妨消化，故不可過飲。其他之注意詳胃腸衛生決，茲不贅。

第二章　穀類之部

穀類之總說

性質　穀類雖含同一之成分而胎孕之滋養分則各不同其成分大抵含蛋白、澱粉、護謨（即橡皮）糖分、脂肪、植物纖維鹽分水分然從品物之不同分量自分多寡例如小麥蛋白一二至一四澱粉六〇至六七裸麥蛋白一一至二三、五澱粉五〇至五五、大麥燕麥蜀黍蕎麥等蛋白九至一三米之蛋白質五至六

效能　成分中之最要者為蛋白與一粒中滋養分之配布大不平均植物纖維為穀粒之被膜磨擦之時即變為糖而剝脫密著被膜而毫不分離者則有細胞層此細胞層含有多少之脂肪與蛋白其他蛋白與澱粉都存於顆粒之內部是即其滋養人體之効用者也。

注意　穀類有腐敗而生黴者人食此種穀類則發痘攣壞疽腳氣等之中毒症。

米

性質　米粒之中蛋白質七、八脂肪二、一灰分一、二水分一三、二除去水分之時則其成分蛋白質為第一脂肪次之灰分又次之蛋白質與雞卵之白相同為第一

心一堂　飲食文化經典文庫

滋養人體之物其他二成分亦不可缺少

效能

稻
(一)稻穗　(二)小穗　(三)殼二片
(四)穎二片　(五)雌雄蕊與花穎二片

效能　多數食物中米爲最要吾人以米爲常食由於習慣而適於人體近時肉食盛行以來有謂食獸肉鳥肉較米食爲優者然但食肉類而廢食米斷不能保其健康米中之蛋白質與雞卵及肉類中所含者爲同一之成分縱令不食肉類雞卵亦有同一之効能米中之脂肪質有强壯身體使之肥滿之効而其消化大抵於食後一時間已竟其功

注意　多量食之則有停滯

第二章　穀類之部

小麥

之患且須資之極軟否則難於消化

十一

性質　小麥大抵與馬鈴薯之性質相同所異者含有多量石灰分也是亦爲重要之食料品。

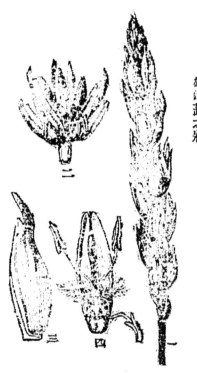

小麥　(一)穗　(二)小穗　(三)外殼　(四)示內殼前有雄蕊雌蕊之狀

效能　石灰爲組成骨質之要物而少年體軀之成長時尤以含有石灰分爲最良。

注意　薏苡

多食之能起逆上。

性質　薏苡爲飢饉之糧。頗有效益又有効於藥用爲古來所稱道盖薏苡不但可充凶歲之用即爲平日之食糧利益亦幾類於米故爲亞於米之良品於某地則不問年之豐歉常培養之以爲食料之一端而其栽植之法頗易不問氣候之寒暖土地之輕鬆與粘硬皆能繁茂殊非他種穀類之可比

心一堂　飲食文化經典文庫

26

供於食用者礱磨二三回脫去仁皮用一分八厘之篩篩分而搗舂之其法、仁一升混水二合而搗舂自易成爲精品與米等分合煮則較麥飯之味爲美水浸一晝夜與糯米等分混合而蒸搗者則可爲多滋養分之餅其他製飴釀酒又可爲糍包

効能

爲餅・飴・酒・糍包而食之大有裨益於健康供於醫療亦有効驗近今之蕎麥飴於肺病頗奏特効因富於滋養分故也

栽培法之易如前所述故下種狹隘之地面可得較多之收穫其播種期隨氣候而稍有遲速然大抵八十八夜前後即自二月下旬至三月上旬爲最好期也播種之前選擇柔軟之土質而耕耘之畦關二尺或三尺畦上開二條之溝撒布堆肥或灰肥之類一尺之間下種二三粒覆之以土發芽二三寸而成長者則刪除雜草一二次而中耕之稀薄之糞肥補給二三回當四月上旬移植甘藷之畦間則收穫尤多收穫期爲七月上旬至八月上旬其實爲黑色稍散落於地上當取而刈之乾燥二三日用粗則木打落再乾而貯藏之

性質

粟

粟於穀類中養分最富爲人生所必需其成分含有蛋白質、澱粉、糖分脂肪

等就中植物纖維鹽分尤多其他含幾分之水其味微鹹而爲無毒性之食品生食難於消化熟食則因之而生蟲者有之。

効能　稍有特異之香氣能養腎去胃熱利小便故能治消渴病。

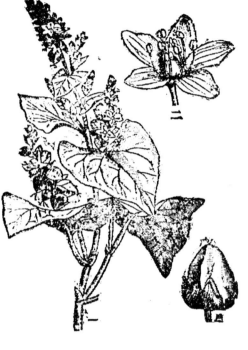

蕎麥
(一)莖已花者之一部
(二)一花之放大形
(三)果實

蕎麥

性質　蕎麥含一種之加里性且有粘滑性故爲一種之疏滌劑。

効能　滑潤腸裏面而通大便吸收於血中則循行粘膜入腎而有利尿之効。

注意　過食則能冷却內部。

心一堂　飲食文化經典文庫

稷

性質 稷為黍之無粘着性者、含有多量糖分及水分而為無毒質之食品。

效能 補胃涼血有消暑之效。

注意 能令腹中發冷故不可多食尤忌為小兒之食料。

黍

性質 黍味甘溫而有滋養之益調理得宜則為佳良之食品。

效能 對於肺病成効顧著羸健者食之運動尤形活潑。

注意 永久食之則有煩熱之患與葵菜合食則成痼疾與牛肉白酒合食則生白蟲。

稗

性質 稗味辛而甘苦、為無毒質物。

效能 為飯食之有益於脾故可為人之食料。

注意 過食則有停滯之患。

玉蜀黍

性質　玉蜀黍為救荒食物最適用已為人所熟知日本農家多與麥、豆等同資

以為一切之間食物美國栽培之常與小麥同為主要農作物日常食用以外且為精

製品而輸出者頗夥

玉蜀黍隨處可種不擇地而成熟自播種至收穫之日數較他穀物為早且耕作甚易

殊非米麥所能及故西洋人稱之為穀類之王

效能　滋養分之多非他穀所能比者久貯壞者所稱道故無論為米之代用品

決無有害劑衛生與經濟上亦皆利益顯著者也

注意　細末置十日管輸變油臭香故不宜預為粉末宜於臨時為之當成熟之季

欲充每日之食用者宜於半熟時（以指可搵漿之時）取其穗割開外皮除去赤毛復

覆以外皮割處以絲結紮用臨水或清水適宜煮熟則可不失其甘味之汁毫無迅速

冷却之慮

大豆

性質　大豆於豆類之中非特含有澱粉尚含有類似乾酪素之蛋白質兼多少之

脂肪頗富於營養分者也其成分水分一二、三二蛋白質三七、七五油質二○、八九

纖維質一、五灰分三、八六澱粉溶解性之細胞纖糖質及護謨質二四、五八

大豆

（一）大豆有莢之枝　（二）二花之放大形

効用

豆類中占最高之地位者爲大豆及小豆是實亞於米麥薯類之食品也其効用不遜於肉類我國人民多食之而保其健全是因富於蛋白質故也。

注意

比諸肉類不消化分之量較多故食用之時須十分煑熟使之軟化。

小豆

性質

小豆亦與大豆相同毫無所異其成分如大粒赤小豆則水分一三、一蛋白

質一、八五五油質八九纖維質八、八灰分二、九四澱粉溶解性之細胞纖維質及護

謨質五五、七二。

效能　効用亦與前者無大差其用途、為饅頭等之食品又如有多量水分之脚氣

病則為藥用。

注意　多食之則來下痢稻生酸氣者則為腐敗之兆決不可食。

　　　　　黃大豆

性質　其味甘溫無毒炒熱者不生微毒。

效能　利大便消水腫營發上殊有宏益。

注意　過量食之則發咳嗽且有面發黃疥者。

　　　　　黑大豆

性質　味甘平無毒然生者溫熟之則性殊寒。

效能　飲其漿汁有治水脹消蟲毒之効。

注意　炒豆與豬肉同食於小兒大忌。

　　　　　落花生

心一堂　飲食文化經典文庫

性質

落花生爲阿非利加洲及中央亞米利加之熱帶地方之原產物現今殆殖於我國者則有二種一爲米國種栽培於各地者均屬此種其殼登薄外皮呈淡黃色一莢中包藏三子粒其粒巨大比之他產者尤爲上品一爲本國種莖葉稍大而有直上之性質莢爲小形皮有紅膜子粒密著而短小雖生食之亦無腥氣然味不甚佳以之搾油須用多量爲食料則劣於亞非利加及亞米利加種番數等

效用

熬莢而食其子粒或炊熬而代珈琲之用或作醬或用砂糖爲衣而作菓食其他作豆腐亦宜然主用者在於搾取其油其油性質純良可代阿利襪油之用以爲燈油則光明較菜油爲優用爲香料則香味殆如胡麻

性質

栽培法宜擇土地溫暖地質輕鬆而高燥之砂地培殖之然除粘土質及濕地以外不問土質之肥瘠播種以後亦無不繁茂若稍加注意固可得多量之收穫播種期依地方之氣候而稍宜參酌然大抵自二月下旬至三月上旬爲最好之期土地須深耕土塊須碎爲細粉隔二尺五寸而起畦於此散布肥料隔一尺五寸許則下種二粒殼土一寸至五寸之厚肥料如灰魚堆等皆可用發生之後時耕其畦令土地無硬結之虞及至生花則停止耕耘此植物有荳科中一種之特性莖下部所開之花凋

落以後子房徐入土中，於地下數寸之處而結莢，故花開以後當埋其莖於土中，且開花時期成長盛而枝葉繁茂，披覆滿地者，宜從陈其近旁雜草，不令發生收探之期大抵霜降一二回萎萎而凋殘之際，爲此時最當注意者，爲狐狸之害物，故結實之後不先設法預防，則舉半載之勤勞，皆歸於烏有者有之，狐狸以外鼠害亦甚，故預防亦不能稍怠其法，浸種之爲宜本品之莢能耐久貯其他最要者下種以後決不可施多量之肥料，因其枝葉盛長則開花較少，故也故播種之際十分施肥一次其後則不宜多用。

性質　味甘鹹而屬於無毒質，由其味美當推爲豆中之上品。

效能　有健胃之效兼治吐逆泄痢。

注意　多食則難於消化，往往食滯而生下痢。

紅豆

效能　和中治泄痢瘵消渴。

性質　含多量之糖分爲無毒之食物，厨房中必要之食品也。

藊豆

注意

患寒熱者忌食此物就中患寒之人其害尤甚。

豌豆

（一）蒸之一部五生複葉而葉腋巳花者　（二）莢

蠶豆

性質　爲多人之嗜食品需用頗廣其味稍甘性平別微寒爲無毒性之食品。

効能　有治胃之効。

注意　皮厚而硬難於消化故胃弱之人及小兒不宜食用

豌豆

性質　味甘鹹溫平。屬於無毒之食品嗜之者頗多。

第二章 穀類之部

豌豆之花與莢

(一)豌豆之一部有大托葉之複葉自葉腋抽花梗 (二)花梗之一部小梗之端有一花

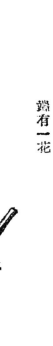

效能 淡煮食之則治消渴病因有利水之効故也又能止泄痢其洗粉能增皮膚之光澤。

注意 痞塞之人及小兒皆忌食用與蕨粉同食則令腹部膨脹。

刀豆

性質 味甘平而屬於無毒質之食品雖非多人之嗜好品。然亦不能廢棄。

效能 有潤腸胃強腎臟之効。

注意 不宜多食病人食之。尤能阻礙全治。

心一堂 飲食文化經典文庫

豌豆之 花冠雄蕊荚

(一)旗瓣　(二)翼瓣　(三)龍骨瓣
(四)兩體雄蕊
(五)荚之剖開者

胡麻

性質　味甘平無毒大都取用其油供食料者黄少本品以白色為上品食其黑色者能入腎而呈潤燥之功。

效能　治腸中虚羸令耳目聰明。

注意　炒者性熱而易生病又忌與魚狗肉生菜同食。

第三章　飲水之部

水之總說

性質

往時多信水為一種之元素千七百七十三年拉沃阿極氏始檢知由水素酸素而成千八百五年撝爾夏撒苦氏遂確定其為水素二容酸素一容之化合物而水常為三種之形體以汎存於宇宙間為人人之所熟知其固體為冰雪液體充填於河海氣體則謂之水蒸氣為動植物緊要之成分然天然現存之水決非化學上純粹之品非依適宜之方法蒸餾其天然水則純品決不可得純粹之水無味無臭於薄層則無色厚層則呈碧色於零度之溫則結冰於百度之溫則沸騰凡屬物體熱之則膨脹冷之則收縮以為定則而水則背此定則在四度之溫則收縮而極濃厚冷至零度則膨脹而浮遊於水面（即冰）水及冰不論熱度之高低常變化為水蒸氣其際善於吸收溫熱如斯蒸散之力謂之水蒸氣之緊張力凡天然之水可區別為左之五種

第一雨水及冰雪水化學上殆屬純粹者然尚含少量之窒素及硝酸安質母紐謨等之痕跡

第二河水含酸素、窒素、硝酸安質母紐謨、亞硝酸安質母紐謨外尚含有遊離炭酸、炭酸石灰、炭酸麻屈湼叟謨、硫酸石灰、硫酸麻屈湼叟謨、鹽化那篤僂謨、鐵等之痕跡且夾雜微細之土砂、至於通過市中之河水則含有他之有機質凡河水概謂之軟水。

心一堂　飲食文化經典文庫

第三泉水及并水爲通常之飲料較前之二水含有多量之炭酸故其味美其溶解之

諸鹽類與河水相同然因有多量之炭酸故溶存多量之炭酸石灰此水資沸則炭酸

自水中而逸出炭酸石灰則沈澱於其中

第四鑛水固形成分頗多從其含有之成分區別爲數種即含有多量之遊離炭酸

者謂之炭酸水含有多量之䃋屈湟叟謨者入過滿俺酸加里則脱色蒸發之則存黑

色之殘留物此其徵也

鑛水不可含有安母尼亞及亞硝酸鹽類檢驗安母尼亞由於加內斯奈爾氏之試藥

於此發生菫色之沈澱而知之檢驗亞硝酸由於加沃度化亞鉛及澱粉之混和液於

此成碧藍色之沃度澱粉而知之

鑛水須堅硬度不甚者按硬度有三種全量堅硬度、持續堅硬度、瞬時堅硬度是也全

量堅硬度者指含於水中之硫酸石灰炭酸石灰鹽化石灰之量而言持續堅硬度者

指含於水中之硫酸石灰鹽化石灰之量而言瞬時堅硬度者指含於水中之炭酸石

灰之量而言

又一萬分中溶有物質之量不得過下文之定限

即有機質三、三至五瓦硝酸〇、四至一瓦格魯兒〇、八至五瓦硫酸六、三至九瓦總

合堅硬度不得過十八度也槪言之則水之硬度由於含有石灰麻屈湼叟母等之亞

爾加里金屬鹽類而成故不含此等鹽類者謂之軟水假令用硬水熬煮大豆則石灰

分或麻屈湼叟母入大豆之中而與豆之成分攝成一種化學的不溶解物阻止水之

浸入故不易軟化然水則相反而易於軟化又溶解石鹼之硬水往往生脂肪酸亞

爾加里土類之不溶洉物質而難供於洗濯惟軟水則反是

又由顯微鏡的檢查植物成分多量存在者謂之苦水含有多量食鹽者謂之鹽水含

有多量硫化水素者謂之硫黃水含有鐵分者謂之鐵水含有亞爾加里者謂之亞爾

加里水。

第五　海水含有多量之鹽分其百分中大抵含三分半之固形分其中二、七爲食鹽。

而其含有之固形成分量徔於地方而有差異。

効用　水之効用廣大無窮宇宙間無水則動植物將無由生育而繁茂矣。

注意　水所以溶解諸物羮沸諸物而使之柔軟爲吾人日常食物之調理上無不使用者也。

水於四季中變換其質又因含有無機物或有機物等之汚物故能爲可恐

心一堂　飲食文化經典文庫

之病源詳說之如左。

第一　須無臭而清澄者　檢驗色之有無宜用長玻璃筒鋪白紙於筒底盛水而自上

口觀之自易判別其清濁。

檢驗臭氣宜熱而嗅之凡臭氣皆由諸多有機物之腐敗而生其有硫化水素存在者

則注加醋酸液或爲硝銀液自生黑色之沉澱。

第二溫度　四季中均須保四度至六度之溫若徙於氣候而變化即爲含有汚物之

徵。

第三不可含有機質　檢查有機質宜加過滿俺酸加里而振盪之若有機質存在之

時（即植物殘片藥屑藻細胞質植物組織之已腐敗者）則成暗黑色無組織塊而

發現如木綿麻等之碎片屢屢於庖廚汚水（有馬鈴薯細胞等之剩渣者）中發現

者也。

濾過清淨法爲最適當而最有效同法中所專用者以細砂礫淨石木炭獸炭海綿佛

蘭絨毛布等除去浮遊物吸收溶存物使之成爲清淨之水是也。第一爲細砂礫濾過

法砂石選擇大如米粒大如大豆馬鈴薯者用之。上層用細砂自是而下漸用粗大者砂不

41

宜過少以有銳角者爲最砂層之厚約半迷突至至一迷突其作用主令浮遊物及有機質皆由砂礫之磨擦濾過而消失其幾分故經若干時間以後不可不清淨其砂石。

第二爲海綿濾過法凡粗製海綿具有砂石貝片之附着者先用木棍打撲用鹽酸含有水反覆洗滌而後用之蓋海綿有支障浮遊物之效力者也第三爲木炭濾過法木炭吸收水中汚物之效力較砂石爲優而於滴蟲薛苔有機質含有之水尤然此因氣孔中含有之酸素呈其酸化作用吸收汚水中混溶之有機物而析別之故也然炭濾過之效力易於消失故宜屢屢燒灼以復其效力第四獸炭濾過法燒動物之骨爲炭用鹽酸除去炭酸及燐酸石灰而用之此爲濾水物質中之最良者其效力主吸收色素臭素及格魯兒硝酸硫酸鹽類然比較上其效力之減消甚速故宜屢屢更新或燒灼之。

性質

蒸餾水

蒸餾水　不含安質毋尼亞之泉水或井水注入蒸餾器中充其內容三分之二以火蒸餾之其初餾出之水含有炭酸及揮發性格魯兒化合體故宜棄却鑑別之法取其少許注加石灰水而生白濁點滴硝酸及硝酸銀液而生乳濁者卽爲炭酸存在之顯

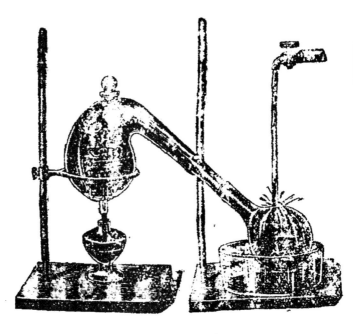

象其不呈顯象者始爲純粹之水宜貯於玻璃瓶而施密栓若蒸溜河水雨水則當加少量之明礬然其中含有之安母尼亞常爲硫酸鹽類而殘留於器中又欲除去有機質宜預加少量之過滿俺酸加里而放置之蒸溜水之純淨者無色澄明無臭無味再蒸溜之亦不見些少之殘留物者也

効用　蒸溜水之應用最廣或用以製藥或爲飲料且經久貯藏之亦無腐敗之患。

注意　欲知遊離安母尼亞及安母紐謨鹽類之存否可盛少許於試驗管中滴加內斯奈爾氏之試藥而察其呈

冰

性質　凜冰爲水之遭遇寒冷而結晶者也此爲吾人所熟知無待說明者也至其用途則有非常之効能然其原料水之良否最宜注意往往從其良否而供於飲料或僅供於外用者也

効能　冰之用途如夏季炎暑之時用冰塊以消散如燒如灼之炎氣使人得以蘇生者是也而醫療上用之尤奏偉大之効益產冰之最有名者爲北亞米利加北部之霍獨崧河日本則自信州至三陸兩羽以及北海道諸國均產之於此地方其天然物與人造物均極著名就中函館尤爲其冠

注意　近今貯冰之法日漸改良其法愈簡單而有特效其必要之物第一則爲鋸屑然於搜求不易之地方取大檞之皮爲細粉而代用之可也其他泥炭木藥之細屑、藁屑粉殼等又其次則擇各物之乾燥者爲宜

鹽

性質　鹽爲人生一日不可欠缺之食品雖他之動物或植物無不含有多少之鹽

分其用途之廣與水相同即如犬貓之飼料若缺鹽分則皮膚失光澤漸次脫毛終至廢食而斃命。

效能　除飯以外斷無不用鹽之食物故鹽爲人生必須之要品。

注意　過度用之則成一種之瘖癖困於消化而起胃腸之病。

第四章　製化食品之部

醬

性質　醬爲米糀大豆食鹽等所製成或以豌豆代大豆麥糀代米糀和砂糖或飴而製之其成熟者檢視於顯微鏡下則不見澱粉顆粒而但呈微藍色。

效能　醬適於身體之營養据某洋醫之說日本人以粗食而生長且得意外之健全及長壽者由於平生食醬故也。

注意　成分中之糀常由澱粉質而變糖質故發生甘味混有多量之時則成熟較速然失諸過多往往泡釀而不成糖質此時非特發生亞兒個保兒且發生多量之乳酸酪酸及他之惡臭之脂肪酸成爲腐敗物而有害於健康食鹽則有制止泡釀之作

45

醬油

用●故附加多量之時其成熟雖遲頗有耐久之効●

性質　成分及味與醬畧同但其附加之食鹽較爲多量是所異耳其用途專爲資熟食物之資料●

效能　爲吾人食用上所必需其液汁較之於醬雖稍形劣等然補益健康之効頗多●

注意　因成分中之鹽分多故過度使用則患口渴有害於胃叉鹽分之强無有耐久之効●而有時則有生黴之患故保存上務宜注意●

豆腐

性質　豆腐爲大豆所製主由植物乾酪素、脂油質及水分所成有生豆腐、凍豆腐之二種凍豆腐缺於水分比較上富於蛋白質適於貯藏可供不時之用生豆腐水分九〇、三三七無機鹽七六脂油二三二六蛋白質五、〇三凍豆腐無機鹽七八九脂油二、四五蛋白質五二、〇二

效能　生者易消化於豆類之食品中占其主位凍者難消化而便於貯藏●

心一堂　飲食文化經典文庫

注意　生者易腐敗最忌溫暖夏日之時雖半日之貯藏亦難冬日之時如氣候不

寒亦不能經一晝夜之久。

穀粉

性質　穀粉為磨滅穀類而成之粉純小麥粉色白微黃無酸性之臭味凡穀粒愈

堅者蛋白質量愈多之徵也普通穀粒含有百分中十二至十三之蛋白質七十二至

七十四之含水炭素十至十三之水及微量之鹽分純大麥粉色黃有微臭成分略類

似於小麥粉燕麥粉含有百分中六分之脂肪米粉中蛋白質為少量僅百分之五而

已而澱粉之量最多蜀黍粉含有多數之蛋白質與脂肪蕎麥粉僅含百分之六之僅

微蛋白質而已然植物纖維之量頗多

效能　穀粉專以供吾人之食料食品之中利用其幾多之種類且為滋養上之佳

品也。

注意　貯藏之粉類因空氣流通不良兼受溫熱或濕潤則軟化而生甘昧有時則

生徽變綠色放惡臭如是者失滋養之効大有害於健康。

餅

性質　餅味甘溫無毒爲人之嗜好品其種類頗多．

效能　有補益腸胃和中之効．

麴

性質　麴味甘溫無毒蒸釀米粒而成者其味尤甘爲最佳之食品．

效能　治痢養胃紅麴釀醴再蒸食之尤能扶助消化治赤痢．

注意　不宜多食．

性質　雪花菜（即豆渣）爲豆腐之渣滓形狀如名味淡薄通常爲賤者療飢之食料而已若富貴人食之則多加辛辣物．

注意　胃弱之人及老人皆忌食．

飴餹

性質　飴餹含多量之糖分爲大熱性無毒品也雖屬於一種之遊食品而調理上附加於他物者有之．

效能　有綏和之効最宜於勞瘵人之食治腹鳴喉痛兼有消痰之益．

心一堂　飲食文化經典文庫

注意　吐逆、秘結之人忌食之、

湯餅

性質　湯餅即溫麪之類爲穀粉所成無毒質之食品也貴賤皆食之、

效能　溫腹部最妙叉有代米而用之特性、

注意　多食則傷胃泄瀉胃弱人忌食之夏日食溫麪則有利食冷麪則爲腹痛下痢之媒介索麪加油而製者非去其油不宜食用、

餛飩

性質　餛飩爲麪團之羹熟者俗謂之小麥團子其味甘溫而無毒、

效能　有養胃之益易於消化故多食無害、

注意　病人小兒食之無益、

餛飩

性質　餛飩以水麪相和爲皮內包棗肉糖蜜等之餡湯炊而羹熟者也其味雖不甚美然可爲米食之代用品、

效能　其中入水團者謂之餛飩雞卵味甘美性溫柔溫中而益脾病人噉之非特

49

無害且有保養之効。

注意　中滿痞塞之人及小兒食之皆有害。

饅頭

性質　饅頭之味在於餡餡以鳥獸肉紅豆赤小豆砂糖爲之其皮穀粉所製味淡薄。

效能　氣鬱之人適宜食之則精神快活。

注意　饅頭之餡不適於營養能起心腹痛出蟲損齒傷胃患吐瀉霍亂之人不宜食之。

牛酪

性質　牛酪通例自拉謨（ヲーム）所製間亦自牛乳而製之其中含有百分之七九至九四之脂肪少量之乾酪素及糖分鹽分五、三至二二以及水分。

效能　滋養之効與乳無大差貯藏者須灼熱而析出其乾酪素專供於烹煑之用。

注意　含多量之水分或多量乾酪素時皆易於腐敗而放揮發性脂肪酸之臭氣。加鹽分者味不變而與新鮮者同。

以至失其効用，

乾酪

性質　乾酪素及脂肪分外。百分中含有二三分之鹽分及糖分。其製自生乳者與
製自已除拉謨（ラーム）之乳者相對照則分爲肥瘠二種甲種含有百分二十五至
三十之蛋白與同量之脂肪及三十五分之水乙種含有四十五分蛋白八分至十分
之脂肪、及四十分之水。

效能　乾酪中含有乾酪素及脂肪分故富於滋養分且能耐久兼因脂肪蛋白之
含量較多故價廉而有益於人

注意　乾酪之熟化因乾酪素及脂肪之變化而來此際乾酪素之一分分解而爲
脂肪稍有腐敗之傾向脂肪之一分又分解而發生遊離脂酸放一種之臭氣故有時
有中毒之恐。

第五章　酒類之部

酒之總說

性質 酒之種類甚多雖其性各異然皆由亞爾個保兒而成。（亞爾個保兒、由於含有糖分或澱粉之物質之醱酵而成）其詳細之說明於各物條下述之。

效能 酒有催快之效兼能散鬱氣活潑心神少用之則刺戟腸胃粘膜催進消化作用擴張表皮之血管增加體溫故寒天用之大有防寒之効。

注意 久冒寒氣者飲用之一時間雖能回復元氣催起體溫然醉氣既去體溫之亡失必倍於前反動及腦則危害必生如過度飲用則與奮期既去身體精神皆脫力其陷於麻醉者常成昏睡之醉漢且亞爾個保兒無滋養之効力而減少體中脂肪之分解其他發過度之害之腸加答兒妨害消化機能由神經系不絕之刺戟而潰敗視聽二官損傷腦髓生變動精神機能愈滅衰。

燒酒

性質 燒酒中含有之亞爾個保兒大抵百分四五至七五之間日本所製者多以薩摩芋爲之近今德國所製者含有亞爾個保兒四十五分。

效能 少用之則補益身體其純粹者宜混注珈琲或茶而用之爲良。

注意 燒酒中亞爾個保兒之分最多故飲用過度則害健康於其不精製者尤甚。

心一堂 飲食文化經典文庫

葡萄　（一）蔓之一部有花蘂者　（二）果實　（三）花蕾
（四）花　（五）花冠已脱而僅留雌雄蕊者

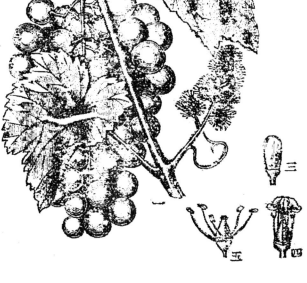

若馬鈴薯所製者則含多量之敷亞爾（フーセル）油故多毒性。

葡萄酒

性質　葡萄酒爲葡萄之液汁醱酵而成者也含有糖分酸分及數種之依的兒性油本品從其種類及含有之依的兒分而風味各異又因亞爾個保兒糖分酸分之含蓄法而生異同其分量百中之亞爾個保兒大抵居六至二四之間其色赤者謂之赤葡

食物新本草

萄酒其色白者謂之白葡萄酒。

效能　葡萄酒於亞爾個保兒飲料中爲最良適量用之則有健胃強壯之效。

注意　具亞爾個保兒性飲用多量則轉効而爲害春夏之間如栓塞不密則往往腐敗而變爲純粹之醋。

麥酒

性質　麥酒於大麥芽及撲資烹（ボッペン）之浸出液中附加釀母使其起亞爾個保兒性醱酵之所釀成其徐徐醱酵於低溫者較諸急速醱酵於高溫者稍有耐久之性其成分百中八十至九十之水與二至八之亞爾個保兒、糖分二澱粉護謨五釐白質六至七、越幾斯分六至十之外尙含少量之炭酸及鹽分。

效能　麥酒所含亞爾個保兒之量非特甚微且含幾分之滋養分故較他之亞爾個保兒性飲料爲優。

注意　麥酒原料中之撲資烹價甚昂貴故近今用代品者爲多如是者頗能爲害。若代麥芽以馬鈴薯澱粉者則含有發起頭痛動悸之敷窒爾（フーゼル）油起腹痛下痢者職是故也。於醱敗之麥酒加炭酸加里而掩蔽者亦往往有害。

馬乳酒

性質　馬乳酒爲韃靼人於酸性馬乳中使起亞爾個保兒性之酸酵而成其新鮮者含有百中九十之水十五之酒精二之脂肪糖分一之乳酸乾酪素其他含有微少之鹽類及遊離炭酸。

效能　爲催醉飲料而有滋養之效。

注意　以乳糖溶液與遊離炭酸而製者全不含亞爾個保兒及乳酸故非眞品。

米酒

性質　米酒爲日本人普通嗜好之品其原料爲米麴水之三品釀法雖稍有不同而大抵以蒸米五斗麴二斗水六斗三升之比例爲之。

效能　不如燒酒之含有亞爾個保兒之甚故致醉稍遲若應於各人體格而適宜飲用之則有心神爽快之效。

注意　由於飲用而精神覺爽快故往往過度。

簡易保命酒

性質　簡易保命酒者與普通之酒不同人人得以製造而爲善良之飲料也其原

料爲肉桂丁子、大茴香、小茴香、白砂糖等以之混和於米酒者也．

效能　　原料皆爲健胃强壯之品故少壯者飲用之自體格崛强諸病驅除老人日
常飲用之則身體强壯．

注意　　凡製造本品以上記之原料藥品各三分和米酒三升、白砂糖三十錢入鍋
煮之數時以後濾過入瓶施密栓勿令接觸於空氣煮沸之時間以燈心十二本入其
中自白色至漸次附色爲度毋令其過與不及．

薑酒

性質　　薑酒味甘清涼爽快心氣夏日之好飲料也倦於溽熱之日業時傾飲一杯．
則煩渴全忘鬱氣消散其原料爲干薑、亞剌比亞護謨、酒石酸枸櫞酸油、白砂糖等與
水混和使之醱酵者也本品無論都鄙皆得自製之

效能　　含有之亞爾個保兒極稀薄故飲下以後雖量淺之人亦無醉意而轉覺心
氣快活暑熱全忘勞倦悉去者也．

注意　　簡易之製造法以干薑十二盎斯煮一時許去滓放置之另以酒石酸三盎
斯白砂糖八斤溶解亞剌比亞護謨溶解於水加枸櫞酸油百二十滴皆去滓使之澄

清干釜煎汁冷却至華氏百度時乃與各種溶液相混合此外入醱酵素適度沸騰之入瓶而施密栓經時日以後即成佳釀

勃蘭地酒

性質　勃蘭地爲燒酒中之一種由西洋而輸入其成分含有多量之亞爾個保兒分故醉後之刺戟特甚然其味甘美和之以水可爲婦女之飲料

效能　有清醒睡眠撮起怠情活潑精神之特性故適量用之則爲極良好之飲料

注意　勃蘭地與燒酒具同一之性質多量用之則傷胃生用則不甚佳良故須調和幾分之水而用之

醋

性質　醋爲極稀薄之醋酸從其原質之不同而有葡萄酒醋麥酒醋日本酒醋黍芽酒醋等之區別製法有醱酵法及連製法之二種醱酵法以內容三百至五百立得耳之桶置之溫所注入微溫之酢百立得耳及醋資（即葡萄酒麥酒米酒等之含亞爾個兒者）十立得耳每經八日注入醋資十立得耳至充塡桶內容三分之二而止爾後經十四日則醋資全變爲醋於是排出其醋之半殘醋仍如前加醋資反覆釀造

57

大抵可至六年之久此際桶底蓄積泥狀物質須掃除而清潔之醋資變醋之際醋菌

生育繁殖於上面此物自空氣中攝取酸素附與於亞爾個保兒以使之酸化而爲亞

爾埕菲度又爲醋酸至醋資中之亞爾個保兒已盡則更酸化醋酸而爲炭酸及水連

製法者專事擴展其亞爾個保兒之面積增大其觸接於酸素之表面使之易於酸化

者也其璃管於桶中以便大氣之流通下部接以排出管以備生成之醅之注入今行

法於木桶中裝置篩板二葉板上疊數多之細孔板之各孔懸以綿系直立三個之玻

製醋法則脫去其下板徙其下板上堆積蕪醋之山毛欅樹鉋屑復架置上板如初而於

其上注入醋資此時醋資自絲系而流下擴布於鉋屑上面積形愈增大漸次流下於

下板其時附加酸素於亞爾個保兒之大都通玻璃管而逸出於桶外其下流液

反覆通過於桶中由是遂成爲醋往時日本之釀造法較諸國雖有多少之差然皆

大同而小異近今如常陸國眞壁郡所製之蔔醋最爲有名者也其法以酒糟十貫目

和水二石攪之放置五日至現泡沸爲度乃壓搾而去其殘渣每搾液一石注加醋酸

資一斗而密閉之在於夏期則放置十五六日冬期則放置二十日由是釀造完成此

時上面被有白色之皮膜是謂醋菌宜除去之其由腐敗酒釀造者則注加全量十分

之一之醋資而如上法行之醋資以米酒及水各一升混和密閉露置於室外經十日

而成者也又白米中加等分之水和麴五合日攪拌之放置十日間亦得成爲醋資

效能　吾人供於食料之醋其使用甚多之處由於醋而增大其食味是也故往往

有非常嗜好之者。

注意　醋之性質及良否從其原料而不同使用純粹之稀釋酒精所製者則爲無

色或淡黃色有水及醋酸所成之純清之酸味然自葡萄酒麥酒日本酒等所製者則

非但含有各原質中所存之物質且帶固有之色澤及臭味例如葡萄酒麥酒日本酒

及果實類所製者則醋酸之外含有砂糖蛋白質橡皮質色素果實酸類鹽類等其由

運製法所釀成者則水及醋酸之外僅見少量之酒精無機鹽類及醋酸依的兒之痕

跡通常供於食料之歐洲醋其含有之醋酸大抵百分之三乃至四日本尾張及備後

所製之醋含有百分之四、八之醋酸東京製者含有百分之三之醋酸。

阿列布油即橄欖油（以下附）

性質　爲阿列布油素與小亞細亞所產枸骨科之樹所製近今則用廣培植於歐

洲南部之阿列布樹之子實冷壓而製之其最良之品所謂處女油者爲佛蘭西所製。

其新鮮者爲淡黃色有一種佳快之微香及緩和之佳味。

効用　爲食料以供於緩和滋養之目的者雖不適當而供於食物之矯味者有之。又爲藥用其劣品製造石鹼塗布器械使用於工業上之目的。

注意　下等品呈綠黃色或褐色有不快之敗油性臭氣與苛辣之味。

豚脂

性質　從豚之腸網膜及肪骨或腎臟周圍所附着之脂肪組織探集而製之其製法先除附着其組織之不潔物（卽血液粘液分等）而後施以微溫濾過其熔出之豚脂精製者爲純白色軟膏狀之塊而稍有臭氣。

効用　大抵供於食物之調理製他供於藥用及工業用。

注意　坊間之販賣品多雜他之脂肪含有水分且有焦肉狀之臭氣而易於變敗。故不可爲良品又本品久置大氣中時往往變質故宜貯諸瓶中而不觸於空氣。

蠟

性質　蠟爲漆樹科植物之果肉中所包含之脂肪質日本之蠟多從漆樹、哈垂漆等採集之其產地以會津仙臺爲第一其法於十月之間（日本之十月卽中國之八

心一堂　飲食文化經典文庫

月）採集其成熟之子搗碎置箕中去其仁筱擴布其粉末於蓆溫蒸更容於布袋

加熱而使熔融然後搾之山漆於夏期土用後收穫其子實蒸熱壓搾而製之其精製

者熱粗蠟於鍋中俟其熔融其後移諸水中混和洗淨之擴布於蓆容於扁平之函放

置日光中而曝乾之。

效能　用以製諸多之食品防諸物之乾燥又用於醫藥。

注意　其質頗堅固內面之色白外面之色微黃由低溫度而全質熔融者爲最良。

牛脂

性質　牛脂、由牛腎臟周圍之脂肪所製最爲佳良之品其色白而柔軟遇六十五

度之溫而溶解比於羊脂則腐敗較易其中含硬脂分最多

效能　混賓於肉類以助食味則有營養之効工業上尤爲重要之品。

注意　其善良者色白而不混他組織不呈敗油性之臭氣及濃黃色

羊脂

性質　羊脂之性質雖類似於牛脂而因其含有多量之硬脂與色澤之甚白故與

牛脂相異。

效能　大都工業上使用之間亦用於食料。

注意　雖本品之粗惡者亦類似於牛脂然可自其色澤及一種之微臭而判定之。

胡麻油

性質　胡麻油爲壓搾胡麻子實而製成其質易流動其色類黃或濃黃味緩和而無臭氣遇強寒時多凝結爲淡黃色軟膏狀塊比重九至九二

效能　位於乾燥性脂肪油與不乾燥性脂肪油之間其味佳美而有芳香故爲世人所好之食料其他爲香油石鹼之原料。

注意　往往有模造本品或攙和他物者檢其眞僞甚難由比重以外更無他術。

橙皮油

性質　橙皮油自橙實而製成橙爲芸香科分科中之橙科之樹採集其油之法取新鮮之橙果皮以器械破碎而絞搾之由是而得者爲一種之揮發油其他甘橙油者以甘橙之皮由前法而製之其味佳美而有芳香又陪卡莫德（ベルガモット）油者其香氣秀絕而佳快爲伊國產之橙實施前法而製之此油類似於本品。

效能　本品有佳美之芳香爲世人之所好多用以製蜜柑水又混和於亞爾個保

枸櫞油

性質 枸櫞油又名檸檬油自芳香料之樹實而製成其樹栽培於歐洲南部及伊國其製法取果實未熟而墜地者或外觀粗惡而難於販賣者打碎其皮包入海綿中，壓搾而吸收其油更絞搾海綿於器中使之流出枸櫞油或於漏斗內部直立數多之銳針旋轉枸櫞於其上使之受刺傷而滲出其油者也。

效能 以爲檸檬水世人願嗜好之又爲齒磨粉或香水之一成分。

注意 枸櫞油多量服用雖無危害而以的列並底油之下痢物所贋造者則不可不注意但判別其眞贋頗難惟於色澤香味上稍能辨別之而已。

蒸餾製者爲無色之物味較壓搾製者爲劣壓搾製者爲淡黃色之稀薄液保有菓實固有之美味美香永保存之則變爲濃厚之液帶暗色而呈酸性（觸於大氣者尤甚）

薄荷

性質 薄荷爲唇形科之植物蒸餾之則得揮發油放置而冷却之則一部分固結一部分爲液體而殘留薄荷油除去其固結物者爲無色或淡黃色稀薄之液有螢透

63

性特異之芳香其味初熱而後覺清涼其固結分爲薄荷腦日本所產者固結分頗富常居其全量之半於常溫而固結者有之用食鹽及冰雪之凍冱劑強冷却而使之固結者有之其形爲無針狀之結晶與薄荷油有相同之香味

效能　薄荷油薄荷腦混和於茶食及其他之食用物則生清涼之味於衰憊之症尤能興奮其精神有調胃之効又爲驅風鎭痛藥而廣應用之

注意　多量服之則有害本品有二種一爲靑莖一爲紫莖其葉爲卵形或披針形

薄荷油之製造以乙種爲良

桂皮油

桂皮油自樟科喬木之皮而製取其木培植於中國南部及安南印度諸島常蒸餾其皮以製桂皮油每歲自廣東輸出者約三萬啟羅格之多新鮮之桂皮油雖無色透明然漸變爲黃褐色稍濃厚之液呈弱酸性而帶桂皮固有之氣味

效能　稀釋於水而爲飮料兒童稱之爲桂枝水其調胃驅風之効與薄荷油相同

注意　多量服之則起頭痛其濃厚者接觸於皮膚則成燉衝症

注意　錫蘭桂皮油香味佳而價値甚昂日本土州產所製者則有固有之香氣與

中國產相異之處在於重量較水為輕而包有多量之的列並

底油甚多檢查之法投純粹桂皮油一滴於水中凡桂皮油必沈降其浮遊於水面

者即混和物之証也。

蜂蜜

性質　蜂蜜為羽蟲族科之昆蟲所釀造之甘汁凡蜂窩中之工蜂常以其喙管探

取花之蜜液（所謂蜜胞）集於食管中之膨大部歸巢以後自其口中吐出充填於巢

窩以成為蜂蜜者也取之之法置巢窩於溫處其時一部之蜂蜜自然為澄明之液而

流出由是採集之以為工用之蜜次則與微溫於巢窩而壓搾之其時流出之暗色溷

濁液為尋常之品而採取之其成分為葡萄糖而混有菓糖蔗糖色素及種種花粉細

胞其新鮮者為透明粘稠之濃液其後溷濁而為顆粒狀有帶黃白色味甘美而能溶

解於水及稀酒。

効用　蜂蜜間供於食料又為諸物之矯味及製藥之用其他製黃蠟及白蠟而使

用於工業上黃蠟為工役蜂以蜜或糖質營養之際為消化產物而生成利用於蜂巢

之構造者也取蜜以後常自蜂巢溶出之以為大菓餅之狀而為販賣之黃色塊其破

第五章　酒類之部

五十一

食物新本草

65

碎面現顆粒形白蠟爲黃蠟之漂白而脫色者、價值甚昂故有混合他物之僞品。

注意 凡純粹之蜂蜜、可由其外觀臭味等而判知之。在良好新鮮之品透明而帶微黃既經時日則固結而成帶黃白色之塊、有爽快之香氣與甘味、其有酸味酸臭而醱酵者不可供於食料、又有以人工葡萄糖蜜等而模造者、如是者常有石膏及堊幾斯篤林等相混雜檢之之法溶解於水注加五倍之純酒精此時右混雜之二物自爲不溶解物、而生絮狀或含利別狀之沈澱、此外以飴而僞造者有之、是亦可以同法而檢知之也。

澱粉

性質 澱粉除下等隱花植物之二三屬外、凡屬於植物界之根、地下莖、球根等皆含蓄甚富、其他如穀類棕櫚屬之髓心亦包藏其多量、採集之法、從於原料植物之不同而異、從馬鈴薯採取者搗碎而破其合有澱粉之細胞、納入布袋內、不斷搓揑於水中、其水自成乳濁之狀、取是水而靜置之、則澱粉自沈於器底、其時傾瀉其上清液加水於殘渣之中、反轉攪轉施溫而乾燥之可也。日本市場中所販賣者大都自葛車前葉、山慈姑甘藷番藷等中採集之葛澱粉者、於秋冬之際採掘葛根洗去其土打碎於

盤石上納入充水之桶中洗出其澱粉容於布袋絞搾而去其殘渣更用木綿袋濾過

靜置之俟澱粉沈着於桶底然後除去上清使之乾燥從而剝離其附着桶底之粉層

其下面雜有黑色之污物則宜除之更與多量之水同攪拌俟澱粉之沈定而除去其

上清如是數次然後採其乾燥者擴布於盛灰敷布之晒匣上曝之日中使成極乾之

物是謂之灰葛其純白者先攪轉於前桶中濾過於緻密之布袋上放冷一日去其

清如是七八回取乾燥者移諸敷有美濃紙之匣間曝日下數日自成純白之色自車

前藥山慈姑製取者於二三月間採掘二者之根去外皮搗碎與水攪和搗諸石臼中

其汁以木綿袋再三濾過使之沈着去其上面之水如是數次卽成精品而與葛澱粉

相同

效能　澱粉之種類甚多然皆與葛質相同供用於食料者古來業已知之此外或

為糊而供於粘着之用其最重要之効力爲富於滋養分凶歲藉以免飢餓救人命其

事實頗多

注意　新鮮善良者純白而有光澤無臭無味攪和於水煮沸而放冷之則成淍淍

無臭味之稀薄粘液坊間所販之澱粉其重要者爲蕃薯矢根穀類（米麥裸麥糯米）

澱等因其種類之不同攝造亦有種種然其性質無顯著之差異故無顯分之優劣。

橙柑水

性質　橙柑水者砂糖一〇溶解於淨水一〇〇於此加酒石酸五稍添酸味更加橙皮油二滴而成其芳香甘味全與密柑汁相同。

效能　其味爽快止渴且除口內之惡臭使精神佳快。

注意　製法不可誤前記之分量否則生酸味或苦味。

第六章　野菜之部

蔬荣之總說

性質　蔬荣隨其種類及根莖藥花芽等而異其食用之法其成分大抵自蛋白質、澱粉橡皮植物纖維脂肪鐵及水分有機酸等而成其他林檎酸蓨酸枸櫞酸等亦存在其中諸物均保其固有之臭氣是由於含有揮發油及越幾斯分故也。

效能　蔬荣類多乏於滋養分此因水分占其八九脂肪質僅微故也然蔬荣混和自餘之食物雖不過充其口腹之用而於健康上亦爲不可少之食品

注意　蔬菜之養分僅微．既如前述．而其消化亦難．故須計量而用．斷不可多量食之．

附　芥子園之論菜

芥子園之論畫人多知之．芥子園之論飲饌．亦有合於今日之言衛生者．其論菜有曰．

世人製菜之法．可稱百怪千奇．自新鮮以至於醃糟醬臘．無一不曲盡奇能．務求至美．

獨於起根發軔之壽缺焉不講．予甚惑之．其事維何．有八字訣云．摘之務鮮．洗之務潔．

務鮮之論已悉前篇．蔬食之最淨者曰笋．曰蕈．曰豆芽．其最穢者．則莫如家種之菜．

肥之際必連根帶葉而澆之．隨澆隨摘．隨摘隨食．其間清濁多有不可間者．洗菜之人．

不過浸入水中左右數漉其事畢矣．孰知汚穢之濕者可去．乾者難去．日積月累之糞．

豈頃刻數漉之所能盡哉．故洗菜務得其法．併須得其人．以懶人性急之人洗菜猶

之乎邪洗也．洗菜之法．入水宜久．久則乾者沒透而易去．洗葉用刷．刷則高低曲折處

皆可到．始能滌盡無遺．若是則菜之本質淨矣．本質淨而後可加作料．可盡人工．不然

是以汚穢作調和．雖有百和之香．能敵一星之臭乎．噫．富室大家食指繁盛者欲保

其不食汚穢難矣哉．

按世人之嗜好各各不同，逐臭者固多（如臭蛋、臭蟹、臭腐乳之類）好潔者亦不少

然好潔矣潔之對待名詞為垢世人之好潔祗知去垢而已垢未必有毒也垢未必

有毒則垢亦未必有害於人是以世俗有眼不見為伶俐之說又有黑衫能耐汚垢

之說其實黑衫之耐汚垢者非不垢也目難見耳乞兒所食不擇美惡何嘗見乞兒

盡死耶可知垢之未必有害於人也然垢不能害人毒則能害人垢之所在毒易隨

之乞兒之所食究屬危險貓之獨木之橋可以渡涌何若石橋之穩當也衛生上之

所謂潔淨者不獨去垢云爾乃所以消毒恒今芥子園之所謂汚穢汚穢而已未必

有毒夏天野菜多腸胃病亦多粵人澆菜多用糞溺使糞溺而有病原菌（霍亂赤

痢等菌）在則以菜為傳染之媒介矣雖經洗過雖經煮過而骨子者好僅熟識貪

者好菜頭菜頭而僅熟其所藏之菌未必即死也險哉吾故因芥子園之論菜而申

明消毒與去垢之理不同如此願世人好潔者更注意於消毒而不徒去垢已也

番薯

番薯適於性暖之地。保有食用上必要之成分隨產地而稍不同。日本河內

性質

產之白番薯與伊豫產之赤番薯相比較則甲種之水分七四、五灰分一〇九脂油

二九・蛋白質一〇二 糖質五、一九 澱粉一四、七 越幾斯分一、八二 植物細胞纖一、

三九・乙種之水分七五、二 灰分一、三五 脂油質二五 蛋白質九二 糖質五、八二 澱粉

一四、二 越幾斯分九三 植物細胞纖一、三二也

效能　中央亞美利加常以之爲常食日本亦混利於米麥或代米麥而單獨食之

也。

必要之品無容疑

及於馬鈴薯而爲

滋養之効驗雖不

注意　難於消

化故多量食之易

生厭倦之念此於

勞働者尤然。

性質　馬鈴薯。

馬鈴薯。

第六章　野菜之部

五十七

食物新本草

71

含有多量之澱粉與蛋白質糖分油質鹽類及水分。

效能　　爲食品中之有效物其味雖不甚美而有滋養之効歐美人最喜油熟而食

之。

注意　　油熟者於無病健全之人雖無害而於身體衰弱之時往往有發生腫物之

恐。

西洋馬鈴薯

性質　　西洋馬鈴薯爲富於澱粉質之滋養食料於西洋食物中不可少之品也隨

其使用法而効用頗多與日本之甘藷同爲重要之農作物乏於穀類之地及饑饉之

際常以供不時之需其中之某某等種歲可連植二次卽春季下種和夏成熟夏季再

植晚秋收穫者也如是之收穫多量故於救荒之目的無有更過於此等種類者且馬

鈴薯培養甚易不因天災及地質之肥瘠而減收實爲農家少勞厚利之農作物也

效能　　以馬鈴薯爲製造品往往應於目的而異其種類然製造澱粉或乾酪者大

抵選擇色白而大性質極善戻者用之乾酪之製造置馬鈴薯於大釜或鍋水煑之俟

沸騰而生泡沫則引揚之暫行冷却剝其皮而搗舂或以擦子擦碎使其變形而爲半

流動之細粉由是置諸別器於馬鈴薯五酸敗牛肉一之比例混和食鹽少許而攪拌。

放置四五日再攪拌之此時水分蒸散而成固形體更入小籃中置諸日蔭下乾十五

日許即成乾酪其曬晒甚久者味尤佳艮如斯製成之乾酪不獨風味甘美且與單用

牛乳製造者其滋養毫無差異由如是之同資製造其多量故其價廉而需用亦繁。

注意　貯藏不得其宜則有腐敗凍蝕之處又有發芽至六七寸而枯死者是皆不

可不注意也貯藏之法以本品入袋緊繩而懸於屋樑下如是則不特無腐敗之患且

能催促其發芽下種以後則發生較速餘如選擇溫暖之地穿穴其間每層覆以土與

藁壘爲數層使不與空氣交通則亦貯藏之一法也。

里芋

性質　里芋含有多量之粘質又含有多量之灰汁且糖分頗多故野菜中爲味之

最甘者也。

效能　衰弱者食之可成强壯之體。

注意　糖分甚多故雖强壯者食之往往有胸中發燒者其他於瘰飲喘息等尤能

爲害。

73

佛掌薯

性質

佛掌薯一名宇治芋形似薑而屬於芋類皮爲紫色其形極大味與薯蕷相同．

效能

與薯蕷相同有滋養之効代米食用之可免於飢餓．

芋　（一）葉　（二）肉穗　（三）去花韜者　（四）雄花　（五）雌花

芋實

性質　芋實爲里芋之一種而稍異其實含辛而平滑之味而稍有毒性．

效能　能開通腸胃．使人肥白芋實之生者有毒不宜食用白色者無味紫色者冬時之外不可食用與薑同煑而

三　二　五　雌

心一堂　飲食文化經典文庫

食之則味尤佳青芋之味頗美與是為同種而其莖微黑者謂之黑芋此外有大芋、法
蹲芋培植於山中味與青芋相同又有蓮芋、栗芋其䕞如蓮以其根似栗而得名其味
與栗相似生熟食之皆無害又有一種之芋其莖長大而白謂之白芋其味與蓮芋相
同為乾菜之上品此外有赤芋莖長大而根小專食其莖其根有小毒又有野芋有大
毒不可食

芋之莖葉

性質 芋之莖葉（謂各種芋莖葉之乾燥者）其味種種不一然大都辛冷而無毒。

效能 能治瀉痢止妊婦之胎動味淡白可制飢餓。

注意 多用於醫藥若為常食則不宜多食。

甘藷

性質 甘藷俗名薩摩諸西國用舍之人常以代米而食之其味平甘無毒。

效能 効用甚廣代米食之有益於人且有健胃之効。

注意 消化難而易於停滯故不宜多食小兒尤須注意。

菊芋

性質

菊芋爲球根植物之一、與甘薯、馬鈴薯同爲凶年之食物而大有効用。球根植物之種類甚多。凶年飢歲之際其亞於穀物之効能者、則以甘薯、馬鈴薯、菊芋之三種爲最前之二者。於土地之適否及培養等尙需多少之經營菊芋則不問土地之如何。下種以後自然生育繁殖食法則與馬鈴薯同資食之。或爲鹽漬及酢漬食之味甘美而極佳良。且較他之芋類含有多量之養分。

以菊芋製飴之法揭之如左。

以擦子擦碎其芋。納入布袋中壓搾而去其滓。於其液內混和少量之芽麥入鍋攪拌、以火煑之蒸發其水分至粘着力甚強乃移於別器而放冷則其味甘美宛如通常之飴且佳良而費省其利殊大資之甚久者粘着力愈加色味稍如砂糖。故農家常以代砂糖而調理食味。

薯蕷

性質
薯蕷含有多量之砂糖、故味甘而人多嗜之。

効能
補虛羸長肌肉、有強壯之効。

注意
因其消化不良、故多食則有逆上之虞。

性質　蕃椒之種類雖多皆含有辛味絕無糖分故有呼熱氣之特性．

蕃椒　（一）莖之一部　（二）漿果

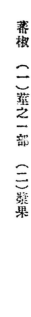
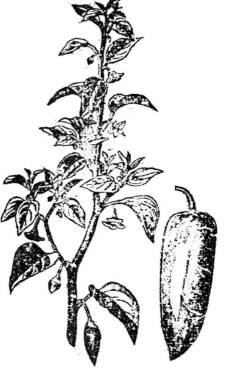

効能　有興奮腸胃扶助消化機能之効．

注意　多量食之則生腫物妊婦食之則致墮胎且往往有逆上之患．

莧

性質　莧性寒冷而無毒．或謂赤莧之味辛而甘滑．

効能　白莧有止下痢之効．

注意　食莧則內部發冷與鼈同食則生瘕痕．

蕁菜

第六章　野菜之部

性質　蓴菜發生於古池及瀦水之中有溫滑之特性含有糖分及多量之水昧淡薄而少毒性

效能　有治消渴止嘔氣之効

注意　過度食之則傷胃損齒其根有毒不宜食之

乾苔

性質　乾苔為海草之一種含有最少量之鹹昧昧淡薄人多嗜之

效能　殺惡蟲治痔疾

紫菜

紫菜

性質　紫菜諸國皆產之昧甘而有香氣無毒性

效能　熱病咽喉病腳氣等病之人食之則精神爽快

注意　多食則發腹痛吐白沫

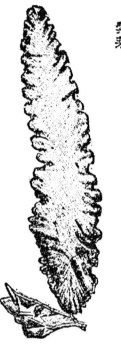

蓮實

心一堂　飲食文化經典文庫

性質

蓮

（一）葉及蕾　（二）花

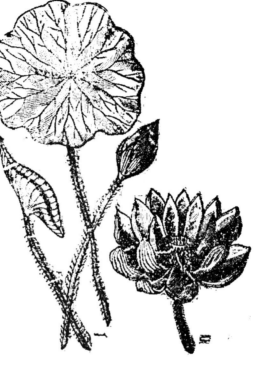

蓮實人多嗜之味甘平而無毒雖非珍味頗爲適良之食品。

効能　補中養神氣。

注意　便秘人食之有害。

芡實

性質　芡實之味甘平、無毒性以爲食品雖不呈美味亦爲不可缺之食品。

効能　小便不禁、遺精、白帶下皆有効、又能治渴。

注意　小兒多食之有害於成育。

菱實

性質　菱實之味甘平、無毒性頗淡薄常供於食料。

第六章　野菜之部

六十五

食物新本草

效能　有解酒毒之効故嗜酒者食之可得良果。

注意　生食則損腹部多食則生絛蟲。

烏芋

性質　烏芋、味甘而稍苦含有多量之糖分及水分其物滑澤無毒。

效能　消化雖不良而滋養上有幾分之効又治消渴。

注意　性極寒故寒氣之人食之有害。

錦荔枝

性質　錦荔枝一名苦瓜熟則皮色赤黃破裂而現紅色之瓢味較荔枝爲優。

效能　能明目清心氣小兒頗喜食之。

注意　多食則易於傷胃。

菌類總說

性質　菌類往往有中毒性以致貴重之生命失於瞬息之間故自常供於食料者之外必不可爲食品其種類甚多經植物學家之調查則達於三百餘種之多而大別爲有花無花之二部有花部爲芳草狀之一種無花部又分爲翅羽狀蜂窠狀刺毛狀、

心一堂　飲食文化經典文庫

掃帚狀、球圓狀耳朵狀盂鐘狀蚯蚓狀毛茸狀之十類。

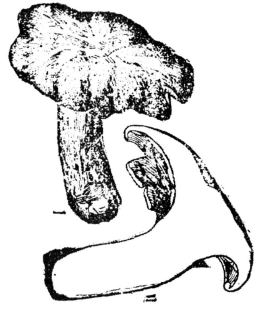

松蕈 （一）全形 （二）其縱斷面

古來常食用者爲松蕈、初蕈椎茸、木耳、香茸岩茸標茸等其他不常食者則不宜食用。

芝蔄類大都自濕地、木株之朽腐氣候與地質之作用等而生雖味美而具滋養之力而多含有害之性質非特忌於多食并以不食爲宜可供於食用者惟乾燥而大氣流通之處所發生者白色或帶鳶色者肉密而脆者截斷之不因大氣而變色者液汁爲水樣者香氣可愛且無苦味酸味鹹味澀味者如是者食之則味美而無害稍有所害而爲吾

人常食之種類詳示於別項茲惟就不可食者之十條揭之如下。

第六章 野菜之部

六十七

一名稱不明者二性質不明者三產地不明者四調理不詳者五不生於山地、樹稍
者六老者七放螢火光者八不慣於風土者九不依時節者者十精神不爽快時
右以外如生於春秋二季者簇生於深林暗黑之地者放有色之光輝者肉柔軟而水
多者液汁為乳狀者香氣強烈而可嫌者蟲類不附着者成鮮片或斑點者皆不可食
又十分成育者變狀顯著者亦當注意
凝結者截斷為小片浸醋中一時熱湯洗滌而食之則無害又芥子有消毒之効。

椎茸

性質　發生椎茸之樹類如椎樹樫樹水楢櫟櫪櫚等是也此等之樹常依水分與
大氣之作用而生椎茸椎茸於茸類之中為滋味多而毒少之物其發生之法從右樹
中選擇水分饒多之頁木伐其五六尺投諸澤邊或水溜中使十分吸收水氣然後取
出倚諸他所閱三四日後即生椎茸若和暖之時凡二週間而成育。

效能　椎茸可生食其乾燥者雖經數年之久亦無腐敗之虞且其味轉佳。

注意　培植椎茸時當注意者為樹料伐採之期此期節雖隨地方之寒暖而稍
不同而大抵自秋後十日木葉微紅之時為最好之期山地則自半腹向峰於之一方

而採伐之。檢視木之良否以手斧或山刀，剝去木皮而瞭之，大凡色白而剝離甚難者為最良，反之木肌呈黑色者決不能生椎茸。

木耳

性質　木耳之味，甘而淡薄，有小毒，

効能　能治痔疾。

注意　有惡蛇蟲經行其上者，必有毒性，不宜食用，此外如採取後變色者發生夜光者將爛而不生蟲者赤色而仰生色者亦多不宜食用。

金菌

性質　金菌於冬春二季，常生於松林赤土中形似松蕈而小其色如金故名金菌，

効能　味甘美不亞於松蕈。

注意　金菌雖有毒其自冬春時發生者大都無害健康人食之則覺其爽快。

甜瓜

注意　宜擇新鮮者食之。

83

性質 甜瓜含有多量之水分及糖分，其種類甚多，味皆甘美。

效能 微有營養之效，又能止渴。

南瓜 （一）雌花 （二）雄花

徵。

注意 於眼病腳氣病則有毒，又不可與油蕢之物同食，凡檢驗毒之有無，宜投諸水中，其洗者即有毒之

胡瓜

性質 胡瓜為瓜類中之成育最速者，含有多量之水分及少量之鹽酸分。

效能 宜於生食，或為乾鹽漬。

注意 多量食之則有逆上之患，小兒、妊婦、皆忌食。

南瓜

性質 南瓜味甘美，含有少許之水分與多量之糖分，

效能 強壯者食之，則因消化而營養上有多少之

心一堂 飲食文化經典文庫

効益無論何人食其少量爲宜

注意 婦人雖嗜好之而妊婦斷不宜食且有胸部發燒之患

冬瓜

性質 冬瓜之味雖不佳然無毒性

效能 利小便止口渴治小腹水腫

注意 八月食之則有害宜經霜而後食之

西瓜

性質 西瓜味淡薄甘而無毒適於夏時之食料

效能 有止渴去熱覺清涼利小便解酒毒之効

注意 有小毒多食則發吐痢胃弱之人忌食產婦小兒亦然又忌與油餅同食

茄子

性質 茄子含有水九〇、二四蛋白質六、五四脂肪一、二八澱粉一、七三三澱糖〇、五二一無窒素物四、二九九纖維質二、一四八灰分七、六二凶歲之際常爲農家之食料

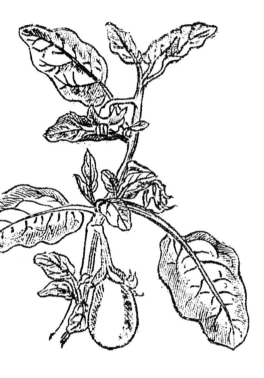

茄

七十二

效能　食之不特有滋養之効。

蒟蒻

效能　食之不特有滋養之効。且可取其澱粉。

性質　蒟蒻隨於地方而有產所與不產所之異其成分自多量之灰液及粘分而成

效能　食之可治痰咳爲糊而貼於襖則可防鼠害。

注意　消化不良不可爲小兒之食品痘瘡未了者尤不可食

日本茄子

性質　種類甚多有大小長短

效能
圓平等之形有青白黑紫等之色含有多量之灰液及水分。

資熟食之稍有營養之効鹽漬者又可永久保存。

心一堂　飲食文化經典文庫

注意　灰分頗強、故多量食之則失聲音、且寒中而冷足部、女子食之往往腰部發冷。

芹

性質　芹生於多水之處、其味雖淡薄、而灰分頗多。

效能　羹熟者可爲強健者之食用。

注意　加醋食之則損齒、妊婦食之則墮胎。

珈琲

性質　珈琲中含有植物纖維三四、水分一二、糖分及埝幾斯篤林（卽糊精）一五、脂肪一二、窒素物鹽類、依的兒性油三分、焙炙之則糖之一分化爲一種之芳香物質中二十至二十五分爲滋養物、故飲用之則有興奮之効、可代於

效能　亞爾加里飲料而應用、能令心機抗進、腦機能自由減少睡眠、身體精神一時活潑衆。

催進消化機

注意　多量飲之則如亞爾加里飲料而覺逆上時或起頭痛、身體精神衰弱、起不眠症、發狂者亦有之。

茶

性質

茶之品位不一．故其性質亦不同．普通之茶含有砂糖、澱粉、脂膏、食鹽之外又含有茶素苦里夏登、（クリユテン）揮發油單寧等之物茶素稍帶苦味苦里夏登居茶藥百中之一五、六爲元滋養分之一種食物中最緊要而不可缺之物也然其性難溶於水多成滓渣而亡揮發油、居百中之六或七八香氣由此油而來罩寧居百中一三至一八使茶生澀味者是也

茶樹　（一）茶樹已花者之一部　（二）果實

效能

茶爲神經力之補劑能散鬱解憂又爲清涼劑於中暑中勤勞者最良之飲料也又身體衰弱消化機能遲緩者日飲若干量則能有効故適於老人之飲料又有消毒之効力凡誤飲阿片吐酒石

七十四

心一堂　飲食文化經典文庫

者飲茶則可免大患。

注意　精製之茶飲用三分一盞斯以上則起防遏骨肉消耗之害多量飲用則心臟機能催進脈度急數尿汗之分泌旺盛起精神覺動不眠之症以致身體疲勞是皆茶素之作用也。

腦受衝動過甚則起頭痛眩暈甚至發中風癲狂是皆揮發油糖之効用也吾國之人。不好新茶必俟一年以後而飲用之此因揮發油既經時日則其量減少故也。

砂糖蘿蔔

性質　砂糖蘿蔔多產於西洋諸國其中如佛蘭西、日耳曼、亞米利加等尤爲出產之地日本亦有之本品不獨可製砂糖且可爲粗製之酒精。

效能　其効力與尋常砂糖無異然其製法頗煩雜製酒精者對於精密十貫（一日本一貫合中國千錢）則得九升其殘渣蒸發乾燥而燒熱之則於灰分中可得剝篤亞斯鹽（卽加里鹽）

生薑

注意　具本有之酸性故釀造之酒腐敗甚速而保存上易於減却。

七十五

性質　生薑自水分鹽分少量之酸性而成具一種之辛味是為其特性。

效能　滋養分雖甚微而能活潑精神有發汗之効故用治寒冒與奮腸胃催進消化機能。

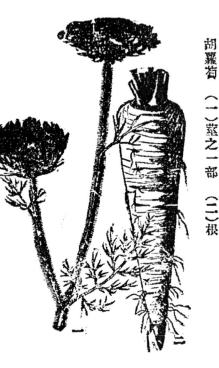

胡蘿蔔　（一）莖之一部　（二）根

胡蘿蔔

性質　胡蘿蔔含有水分糖分及微量之灰汁於蔬菜中精分最强。

效能　甘美而有僅微之苦味人多嗜好之尤有養腎之特効有起逆上發頭痛之患。

牛蒡

性質　為野菜中之精分最强者含有與胡蘿蔔並稱之水鹽分灰汁及辛味。

效能　味雖不甚佳美然有催進體溫之効。

七十六

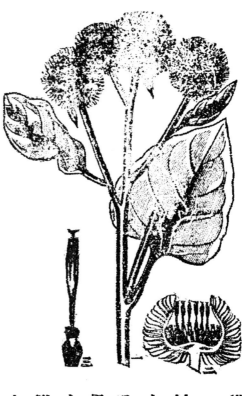

注意　能起逆上爲眼疾之媒介不宜多食。

蘿蔔

性質　蘿蔔爲野菜中之最大者大有神益於人生其整根及葉皆可食生者煮熟食之或用鹽漬曝乾而貯藏之其成分含有糖分及水分稍有辛味爲滋養物中之一遍於中人以下之食料。

效能　煮熟者胃弱人食之

爲宜以爲常食有幾多滋養之効。

注意　含有辛味故有害於肺臟鹽漬者宜用壓力極大之石壓之。

款冬

第六章　野菜之部

七十七

食物新本草

91

萊菔　（一）莖已花者之一部與其脚葉一
（二）雌雄蕊之放大形

七十八

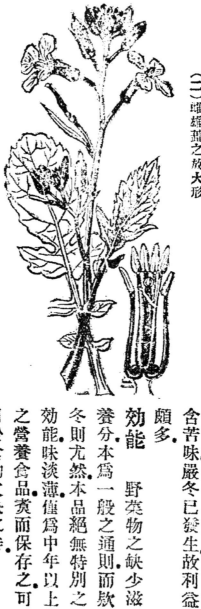

性質　欵冬、灰藋甚多而含苦味嚴冬已發生故利益頗多。

效能　野菜物之缺少滋養分本爲一般之通則而欵冬則尤然本品絕無特別之效能味淡薄僅爲中年以上之營養食品賽而保存之可用於食物欠缺之時。

注意　養分甚少不可爲幼年者之食料惟從節約上供於食品而已然有中毒之恐又其賽熟而特加甘味者有害而無效。

獨活　獨活以水分糖分及少量之苦味而成爲自然發生之植物其滋養分頗多異人之嗜好者爲其固有之特性。

心一堂　飲食文化經典文庫

效能

因調理法之如何而呈特異之風味最適於保存故歐美人特好之本品不特保有幾多之滋養分且食之頗覺爽快

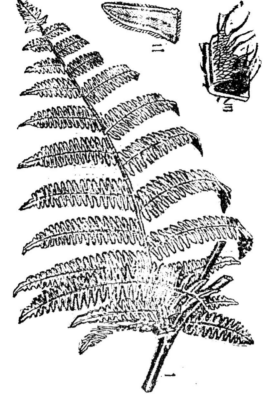

蕨
（一）葉之一部　（二）其小羽片裏面有子膜者
（三）子膜之放大形

注意

身體不健康者食之則生特發性之患害有逆上之性者多量食之則覺頭痛眩暈又本品之消化甚難故便秘之人有腫物之人皆不宜食。

蕨菜

性質

蕨菜含有多量之水分及灰汁其味雖淡薄而人多嗜之。

效能

乾燥者便於保

七十九

食物新本草

93

存又可爲藥用故有時爲必需之品而非他野菜之比。

注意　有逆上之恐故不宜多食要之藥用之外不得爲有益之食品且消化不良。

故中人以下之人不食爲宜。

慈姑

性質　慈姑灰汁強而水分少以少量之糖分及苦味而成其消化頗難。

效能　精分甚強故營養上頗有裨益少量用之則能補助食力。

注意　消化不良故多量食用則心氣增重且不適於中年以下之食料。

蕪菁

性質　蕪菁含有多量之糖分與幾分之水灰汁頗少有柔剛二性然其味皆不淡

薄適於人之嗜好。

效能　煮熟者爲病人之食有補於營養且有發生體溫之効故畧能防禦寒氣。

注意　因消化之阻滯致心氣不爽快強壯者食之或致下痢之患。

百合

性質　百合有自生於山野者與人力栽培者之二種其自然發生者由於地宜而

而山野一面全爲百合所蔽者有之其種類大別爲三即白百合赤百合岩百合是也

山百合　（一）莖之一部　（二）鱗莖

澱糖養分不多然含有蛋白質糖分及澱粉等有害之質甚少故爲衰弱病者或衰老

然此依便宜而命名不可謂之適富白百合者花爲白色花瓣半五裂藥黃色藥末甚細食料中爲第一赤百合者花瓣六裂至八裂色甚赤表面有十個之黑點藥爲紫色藥頗多味與白百合相同而稍帶苦味岩百合者花色呈淡黃褐色瓣四五裂藥淡紅藥頗少根小而味極苦故多不供於食用百合之味淡

95

者之食料最宜。

有苦昧者宜如貝之小片一一剝离銜去其薄端熱湯沸騰乾固而貯藏之則無腐敗之虞。

卷丹

性質　卷丹爲百合之一種。味與百合無異。有特別嗜好之者。

効能　混和豆油而酒煑之則昧最良雖稍有苦昧而爲無毒性之食品且有治心痛利大小便之効。

注意　多食則傷胃刺戟肺臟。

紫蘇

性質　紫蘇於蔬菜中具有一種之特性含蓄多量之酸分有香氣與紫色之液汁。其青者保有特別之辛昧甚爲淡薄。

効能　貴用其香氣與液汁有時供於藥用。

注意　無滋養之効故胃弱人用之不能無害。

蕎杏

性質　蕃杏為蔓衍之野菜多生於海邊別無美味西洋多有之

注意　無滋養之益然稍食之則精神爽快

效能　含灰汁頗多故不宜多量食用又年少者忌食

菠薐

性質　菠薐之種類頗多稍含灰汁兼有少量之糖分及水分

紫蘇
(一)莖之上部
(二)花之放大形

效能　營養上稍有效益若調理得宜則味甚美而爽快精神。

注意　忌與芥子饅同食又因施鐵醬故女子食之有大害。

蒿苣

性質　蒿苣以多量之乳水分及糖分而成其味淡薄折之則出乳狀之液汁。

效能　古謂之乳草其種類甚多有止渴之效用。

注意　多量食之則害眼又忌與蒜蝦生姜同食其液汁呈黃色及白色者食之有害。

茗荷

性質　茗荷爲揮發之性食品含有辛分水分及灰汁嗜好上頗有輕重。

效能　營養上覺快活有時呈珍味。

筍

性質　筍之精分頗强隨人之嗜好而呈美味營養上利害相衆其成分自糖分水分及灰汁而成。

效能　近今需用頗大因之調理法亦多爲罐食時尤能耐久。

心一堂　飲食文化經典文庫

注意　筍之有害實甚故身體不健之人決不宜食又忌與鮒魚砂糖油揚（油煑之物）同食。

揚花蘿蔔

性質　揚花蘿蔔爲三月之大根性質與普通者無異。

注意　胃弱之人及產前後皆忌食。

野蜀葵

性質　野蜀葵爲三葉芹味甘苦而有香氣無毒之食品也。

效能　開胃進食氣病人食之無害。

爲菜中之佳品。

注意　含有多量之水分故多食則起腹痛小兒婦人皆忌食。

水蒿苣

性質　水萵苣一名水菠菜其葉含有苦味人多嗜好之餘與萵苣無異。

效能　和酢醬而生食則味極佳。

注意　胃弱之人及病人皆忌食。

薺

性質　薺味甚甘而無毒。

效能　薺根能止眼痛。

注意　多食則生熱氣起眩暈。

藜

性質　藜味甘平有微毒然嗜之者頗多。

效能　有殺蟲之效少量用之則有滋養之益。

注意　有微毒故不宜多食有時起下痢。

甜菜

性質　甜菜一名碧蓬草四時皆生味甘苦無毒然含有微毒者亦有之。

效能　和粥煑食則去熱開胃治心痛被傷於禽獸者敷之有效。

心一堂　飲食文化經典文庫

性質　野蘿蔔為蘿蔔之一種熟之甚易飢而食之遠勝於梁肉性質與普通之蘿

蔔相同。

效能　與普通蘿蔔無異。

注意　同前。

菘

性質　菘又名菜類似蕪菁而為別物甘溫無毒味淡薄。

效能　通利胃腸止酒毒之渴因熱而渴者吸收其液汁有効又有利水之効。

注意　多食則皮膚發瘙痒胃弱人不宜食之。

薹薑

性質　薹薑莖葉皆苦含特有之溫氣人之嗜好頗殊。

效能　羹熟者治腰腳之痺痿有消腫之効。

注意　能生回蟲。

芥

101

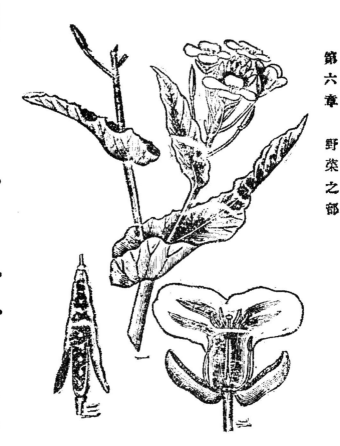

八十八

蕓薹

（一）蕓薹
已花者之
一部

（二）放大
其一花去
蕚與花冠
之一部以
示其雌雄

蕋

（三）長角

性質　芥之種類頗多莖葉有辛味、無毒成分專由辛味而成、調理得宜則頗佳美、

效能　食之能明耳目止咳嗽、混和於酒或研爲末合醬油而食之則有驅寒之効、

注意　細葉有毛者含有毒性、不宜食用又能爲害於痔疾及便血、

102

心一堂　飲食文化經典文庫

芥子

性質 芥子為間接之食品人之好否各異其種類頗多為藥為菜者以白芥子為良本品以純辛之味而貴重愈老則愈辛以之調食味頗佳良

效能 與葉莖無大差

注意 同前

韭

效能 韮根藥食之則溫中而有強壯之効又能治洩精

注意 多食則傷眼酒後與熱病後皆忌食又忌與蜜及牛肉同食

性質 韮微辛而有一種之劇臭味甘酸嗜好頗殊

胡葱

效能 胡葱亦為葱之一種無毒性生者味辛熟者味甘其他與葱無異

性質 溫腹中治腫毒有殺蟲之効

注意 長久食之則損眼起齒痛

薤

性質　蕗與葱相同有臭氣味辛苦精分頗強雖無毒性而嗜好各異其供於食用者專在於根常和鹽與酢而爲漬物

效能　溫中去水氣爲羹而食於病人產婦最宜又治女子之赤白帶下

注意　濫食則傷腹起下痢

野蒜

性質　野蒜之性質効用略與蒜相同多自生於田野似蒜而極細小不爲貴人之食

效能　特嗜之者頗覺其爽快雖屬於劣等食品而亦爲滋養中之一種

注意　多食則害眼虛弱人忌食

蒜

性質　蒜爲五辛中之一種於辛辣味中帶有一種之刺戟性又如他之葱韭含有臭氣且較他之五辛爲甚其成分與葱無大差含有多量之硫化亞爾滋養之効亦較他之同類爲多

效能　補身體之健康有殺蟲之効益其球根春搗於臼而爲乳汁狀遇他菜類生

心一堂　飲食文化經典文庫

蟲之時用襲等散酒之則有驅蟲之効。

行者蒜

性質　行者蒜一名天竺蒜。食之無臭氣。為佛氏之食物。故有是名。其味與蒜無異。

效能　與蒜根同。故不再記。

注意　多量食之則起逆上。

葱

（一）全形　（二）一花之放大形

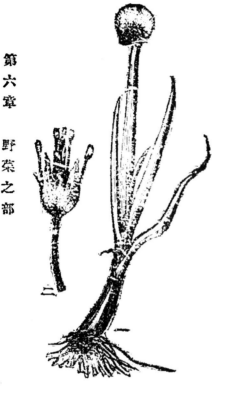

葱

性質　葱一名根深。其根深埋於土中。莖合多量之水分與鹽分。與蒜薤無大異。

效能　野菜中精分最强。能僅進血行。增加唾液胃液之分秘。扶助消化機能。有補於營養。

注意　有惡臭。故有腋臭

105

者不食爲宜液汁入眼往往覺痛多食則起逆上。

西洋葱

性質　西洋葱其一種之刺戟性與臭氣其種類不一因之性質及其滋養分亦皆小異然其最良者分拆之時得水分八四、七八蛋白質二二、二八纖維質九、五脂肪一四糖分一八、八不含窒物九、二硫化亞里爾一〇灰分六八其剌戟與臭氣由於硫化亞里爾存在之作用也。

效能　依右之成蹟則滋養物爲蛋白質、含水炭化物及脂肪而保溫之效由於含水炭化物之存在衝勤辛辣之作用由於硫化亞里爾之存在也然含有如斯多量之滋養分於實際上其效不著者則因水分之過多故也。

注意　多食生食營養上皆無恙果較諸他種滋養分少之蔬菜則於健康上有幾分之裨益混和肉類而用其少量則較纖維多而葉莖堅硬之蔬菜爲優。

第七章　菓實之部

菓實之總說

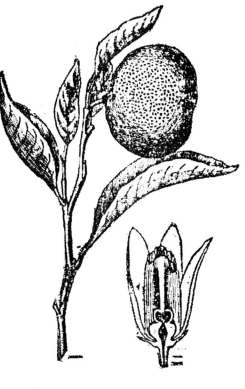

性質

菓實概由糖分、有機酸、揮發油等而成、其中含有多量之水分、有多少之美味、至其詳細就各物而說明之。

效能

生菓實爲貴要之特嗜品、更加他之食品、則其味尤美。

蜜柑

（一）蜜柑之之果實　（二）香橙花之縱斷面

滋養分者

注意　蜜柑

除栗以外各菓實所含之滋養分頗少、甚至有絕無滋養分者。

性質　蜜柑

柑橘之種類極多、殆達於百有餘種、各具固有之性質及滋味、因之形狀品質有大小良否之差、其樹之發育有遲速、結菓亦有多少。蜜柑於柑橘類中爲最多、從其生產之地附有種種之名稱、其

107

中有同種而異名者舉其素常栽培者言之則有圓蜜柑大平蜜柑盧橘泉州紅橘溫州紅橘紅海紅橘油柑佛手柑牛金柑金柑香橙回青橙臭橙甘橙菊橙文柑柚平柑子大柑子大蕾蜜柑枸櫞等之名蜜柑中滿充甘酸美味之液汁無分大人小兒嗜食之者頗多因之其需要亦多

效能　其味能潤舌清涼口中爽快心氣砂糖漬者尤能經久不變乾燥之皮爲藥爲香料爲油其用途頗廣

注意　樹性好溫而忌寒故栽培時宜擇適良之氣候與土質地質避緻密堅硬以含有砂壤之赤色粘土爲佳培養得宜則自繁茂不出數年間收刈之多自非他菓之所能及矣

李夫人橘

性質　蜜柑中最巨大者爲溫州橘李夫人橘卽溫州橘之一種爲最優最美之品也

効能　溫州蜜柑之美爲衆庶所悉知故圖其繁殖者益加多其價亦極昂貴比諸圓蜜柑平蜜柑之二種於滋味芳香之濃厚上彼二種雖培養甚至終不如李夫人橘

梨

（一）梨花

（二）梨花
縱斷面之
放大形

（三）膚果
之橫斷面

之味美而可珍。

注意　栽植柑橘類宜擇常受
日熱而不過暴風之處爲最要地
質擇富於石灰質之眞土山腹之
斜面形者最爲適宜培殖其苗須
用柚薹由是蟲害少而得壽長近
今雖用枳殼薹然開永遠之利益
遠不如前者之優。

施肥之順序寒中施魚肥春期開
花之候施人糞魚腸等夏期入梅
之頃至六月之間施青草凡此所
以防土壤之乾燥令其漸次腐敗,
而爲培養樹之勢力之好肥料者
也.其他適宜應用搾粕骨粉動物

肥料，使樹之發育完全則結實上得收艮果。

梨

性質

梨之種類次第增殖則艮種從之而發現日本之梨比諸西洋產者其味過於淡薄漿汁甚多肌膚不緻密而易於腐敗外皮粗厚不便於剝脫，梨爲甘味之菓實食之則能止渴渣滓甚少於病者爲適艮之食物食後食之則能淸口液去胸膈之痞塞健胃之消化。

注意

欲栽培於家園以供食用則培養保護之點不可不注意肥料欠乏者實招大害之媒開花之際於一處叢附多花者須注意不損他花而摘去之成熟之頃菓實過多之處宜相間而摘除之。

西洋櫻實

性質

西洋櫻比日本之櫻其色稍白而小其種類甚多因其種類之不同故有形之大小味之濃淡及種種之色樣然大抵與李實相同其色不外乎黃紅黑之三種其漿液頗多味極甘美，日本伊豆大島所產之一種島民稱之爲島櫻與西洋種類頗相似此樹有二種，一則

枝葉少而帶紅色花呈淡紅類似於通常之種一則枝葉帶青色花呈白色單瓣而大

實熟之時二者皆變爲紫黑包味顏色佳其發育之速尤非他樹之比於春分下種發芽

以後不意萌發則至於秋季高可二尺餘移諸林地更經三四年則可達丈餘是蓋西

洋櫻之一種也

效能

西洋櫻之菓實於品味甘美之中無濃厚之質故其汁液淡薄夏月食之頗

覺爽快爲食桌上之美味且得以之釀酒

樹脂可代亞剌毘亞護謨之用花鹽藏夏日口渴覓飲之時取投二三點於碗內注熱

湯其中則香氣馥郁勝於茶者萬萬製法擇半開之花連莖採取每四貫（日本一貫

合中國千錢）和鹽二升及梅酢一升五合盛之桶中加以壓石三日以後容積必減

其半於是與他桶者相合同實於檜置枕木二本爲蓋以紙封固而置之至於夏日鹽

汁乾涸時則啓封適宜注入梅酢仍如前置之自保存一年至一年半之久西洋櫻之

實宜於生食然其漬物貯之以爲茶菓等者其味尤美其法以半熟之實一升水洗而

日曝者數次而後令乾燥用燒酒一合梅漿水三勺砂糖六十錢燒鹽一合相調和漬

之瓶中凡閱一週間其味佳美無比不觸空氣者經數年之久亦無變味之虞

注意　培養法選高燥之眞土栽植之氣候無特別之適否所慮者遠於居屋則易受野兔之害野兔者好剝食其樹皮以致不免於枯死者也防之之法移植之前卷藁草於幹上（凡二尺餘）而後植之爲宜其他就一般樹木栽培法以取捨之可也

西洋梨

性質　西洋梨種類甚多肉豐肥而心小脈甘美肌理緻密堪於久貯外皮殊薄甚易剝飩富於濃美之糖分應用於食桌尤爲適良之果實

效能　日本梨與西洋梨種屬各異歐洲種者爲東歐諸邦之原產而稍變其種善也其味濃厚甘美汁液頗多雖因氣候等而有加減而大抵遜於久貯故生貯之亦無腐敗之憂

注意　西洋梨欲移植栽培宜擇寒冷之土地因其爲歐洲寒地植物故也

李子

性質　李味苦澀而無毒食之覺爽快爲其特性

效能　曝而食之有驅除熱氣之効

注意　飲水後不宜食又忌與水同食

心一堂　飲食文化經典文庫

性質　杏子

杏味酸而含小毒。

效能　曝之爲脯而食之則能止渴。

注意　有小毒故忌多食

性質　巴旦杏

甘溫無毒可爲小兒之遊食。

效能　有止咳之効。

注意　多食則起下痢食後不宜飲湯水。

性質　梅

梅以花而著名其實次之其味酸而無毒含有多量之酸分故人之好否各殊。

效能　種類甚多有生梅、白梅、黑梅之別其著名者除熟去痰之効是也。

注意　多食則損齒弱胃

桃子

113

第七章　菓實之部

一百

梅
（一）梅花
（二）梅花之縱斷面
（三）子房之縱斷面
（四）梅子
（五）梅子之縱斷面

性質　為大人小兒之遊食味辛酸而有微毒。

注意　為脯食之則能和益顏色産婦病者食其少量無害。

効能　多量食之則有毒與鼈同食則起心痛。

栗

性質　種類甚多含有多量之甘糖最適於遊食。

效能 得以止飢可混和於米麥而食用爲遠路之宿食尤宜。

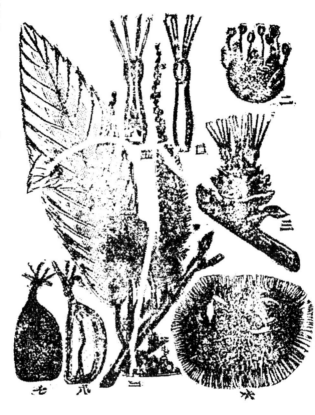

栗樹

花乙雄花

（一）枝之一部甲雌

（二）雄花之一朵

（三）雄花之一叢

（四）雄花之一朵

（五）雌花之縱斷面

（六）雌花叢之熟者

（七）果實之一

（八）果實之縱斷面

第七章 菓實之部

一百二

食物新本草

115

棗

性質　棗有生棗大棗之二種。生棗氣味甘辛而無毒。大棗則反之。

效能　少量食之則心氣爽快。肉有挵除邪氣之効。

注意　羸瘦者不宜食用。因其有起熱之患故也。又有害於齒痛。且忌與葱魚同食。

性質　小梨實為冷性之食品也。

效能　利大便止渴潤肺去痰。又有解除酒毒之効。

注意　有金瘡之人。乳婦血虛之人。皆忌食。

林檎

性質　少量之酸味係無毒之食品也。

性質　小梨實、

注意　小梨實、

效能　林檎甘酸無毒。食之則神氣爽快。西洋人深嗜之。

注意　多食則多睡而煩心。

效能　去痰治中暑腹痛及消渴。

注意　枇杷

性質　含有多量之水分與糖分兼含少量之酸氣係無毒之菓物也、

效能　止渴及吐逆、

注意　多食則發痰熱又忌與炙肉熱麪同食、

銀杏

性質　銀杏甘苦而無毒其味雖不甘美而調理得宜亦可爲貴人之食品、

效能　熟食之雖無美味亦非下等之食品也、

注意　生食則起疳又忌與鰻同食

胡桃

性質　胡桃、甘平而無毒然含多量之油故非平素之食物、

效能　食之令人肥健又有潤肌黑髮利大便之效、

注意　多食則惡心吐水飲酒而食之則有吐血之患、

石榴

性質　石榴甘酸無毒其味雖不甘美然因其爲遊食而珍重之、

效能　食之治咽喉燥渴、

注意　多食則損肺損齒。

椇子

性質　椇子爲水分少而淡薄之食物。

效能　以爲常食可治痔疾下寸白蟲。

注意　消化不良故多食則有害。

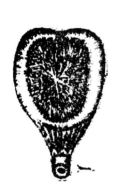
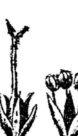
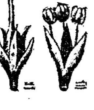

無花果

（一）縱斷　無花果以示其內面

（二）雌花

（三）雄花

無花菓

性質　無花菓爲無毒之食物味雖不美畧若補益之利。

效能　食之則止洩痢息咽喉痛若以其葉煎湯服用則治腹痛及下血。

注意　病人忌食所含之酸味大有害於腹痛。

櫻桃

性質　櫻桃味甘無毒。

效能　食之則顏色增佳。

注意　多量食之則催起嘔吐。

胡頽

性質　胡頽帶酸味含多量之水分。

效能　食之爽快精神止水痢爲小兒之適食有裨於營養。

注意　於寒熱病者雖少量亦不宜食。

金柑

性質　金柑味甘酸而無毒適於身體之營養。

注意　多食則生痰。

柚

性質　柚之種類甚多其名花柚及大編者爲同一之種類皮皆甚厚味甚劣性酸

效能　解滯食消酒毒

注意　酸分甚多故多量食之則有害。

橙

寒而無毒，

性質　橙味與柚相同寒酸而無毒。

效能　其皮苦辛無毒和鹽貯藏而取食之則解酒毒及痰。

注意　與水獺之肉同食則起惡心。

柿

性質　種類甚多。最著名者爲紅柿及黃柿其味甘美含多量之水分。

效能　味甘美而有營養之效。無別貴賤爲良好之食品。

注意　小兒多食之則起腹痛。

烘柿

性質　烘柿爲柿之一種與柿毫無所異。

效能　消酒毒止口渴有清涼口中之效。

注意　與蟹同食則腹痛、瀉痢食紅柿而飮酒者易醉而起心痛。

白柿

性質　白柿味甘平帶澀與烘柿無異爲無毒之良菓物。

效能　健胃消痰止渴有效於吐血咳嗽。

注意　能妨消化、滯食、不可爲小兒之遊食。

醂柿

性質　[醂]柿爲柿之貯藏者、其法有二、一爲水藏、一爲鹽藏、水藏者性冷、鹽藏者有

毒味甘美人多嗜之。

效能　有健胃之效。

注意　病人及虛弱人忌食、因有中毒之恐故也。

柿糕

性質　柿糕、爲黃柿和米粉製糕而蒸熟者、任何之人皆可食之、其味隨調理法而

無一定、然皆甘美之食品也。

效能　有神於營養、小兒食之、則止下痢下血。

海松子

性質　海松子、爲五葉松之子實、朝鮮產者香氣深而含有甘糖爲無毒之實品。

效能　有健胃之效久服則延年却老。

注意　過量食之、則妨消化起頭痛。

荔枝

性質　荔枝、味甘無毒含多量之水分。

效能　止渴健胃人人皆可食之。

注意　多食則口乾發衄血。

椎子

性質　椎子味甘淡無毒。

效能　適量食之則有滋養之効因之則覺精神爽快。

注意　能傷胃發瘡疥病人、小兒決不可食。

秦椒

性質　秦椒、味辛不爲常食多供於藥用。

效能　除風邪溫腹部堅齒髮且有通婦人月經之効。

注意　多食則身體生熱氣起麻痺。

蜀椒

性質　蜀椒、味辛有毒爲椒類中之最有辛味者僅於藥味上應用之。

效能　開通胸部、止嘔逆、

注意　過食則起喘息、

胡椒

性質　胡椒味極辛、香美無毒、嗜好之者殊尠、

效能　興奮腸胃催進消化、

注意　多食則損眼又往往傷肺、吐血、

岩梨

性質　岩梨味甘酸其莖似平地木、高不過數寸、實似罌盎子而味不佳、

效能　快活精神為壯健人之食則有益病人則不宜食、

第八章　魚肉之部

魚肉總說

性質　魚肉為吾國人所賞嗜其成分含有多量之水分與脂肪蛋白質粘分、澱粉等依其種類而所含各異要之魚類保有吾人好食品之特性其滋養之厚薄比於他

食品則雖劣於牛羊豚類而其他諸品中猶占優等之地位者也。

效能　魚肉不特以甘美之味為吾人所嗜好且營養上有幾多之效益吾國不問貴賤視魚為一日不可欠缺之食品者恰與歐人之貴重獸肉全相同一者也。

注意　魚類中吾人之嗜好特厚者含藏毒害者有之故不可全謂其有利於此以詳其性質而食之為最要。

鯉

性質　鯉為人之所珍重肉味甘而無毒常供貴人之食膳。

效能　鯉味甚美其用醬汁調理者可養病體治咳嗽黃疸有利尿出乳汁之效。

注意　脊上兩筋及血中呈現黑色者有毒棲住於溪間者毒在其膽催起下痢之時決不可食。

鮒

性質　鮒與鯉相同生於河川湖水之中味甚美甘溫無毒人多嗜之。

效能　止下痢補虛弱。

注意　宜謹多食又忌與蒜、砂糖、雞鹿猴肉同食。

心一堂　飲食文化經典文庫

鯢魚

性質 鯢魚俗謂之鮭肉甘平味最美大都無毒然間亦有小毒。

效能 食之令人肥健又補胃治瀉血

注意 大熱及痔疾之人忌食乾鮭難於消化。

膿魚

性質 膿魚一名鮌魚味與鮭相同所異者彼爲大味是爲小味也。

效能 與鮭相同

注意 同前

鰷魚

性質 鰷魚生於急湍激流或溪水中甘溫無毒。

效能 羹而食之能溫胃部止下痢使之快通。

注意 消化甚難不宜多食

鱒

性質 鱒與鮭形式相同惟其味稍異甘溫而無毒。

鱒

效能　鱒味之美冠於諸魚人多嗜之棄有溫胃之效。

注意　生食則味尤美然能生寸白蟲決不可食。

鰻鱺

性質　鰻爲川魚中之有美味者精分頗强甘平無毒人極嗜之。

效能　有效於痔疾能殺腹中之蟲故小兒宜食之。

注意　現黑斑者毒最甚重四五斤而水行昂頭者不可食八目鰻者味甚劣不堪於食用然可治眼疾。

泥鰌

性質　泥鰌形小而有文彩長三四寸常沈於泥中其色青黑甘平而無毒。

效能　食之不特覺快且能調胃腸醒酒氣。

注意　貧血性之人不宜濫食。

鮠魚

性質　鮠魚俗名鯰魚甘溫無毒味甚美嗜之者頗多。

效能　能療水腫利小水爲肉糕者其色潔白而美不忌患者之食用。

注意　無鱗魚皆有毒，最忌食用赤目赤鬣而無鰓者尤忌食之。

杜子魚

性質　杜子魚類似於鮠而口闊，其色黃黑有斑脊上有刺長三四寸，味甘無毒。

效能　虛弱人食之稍有裨益。

注意　常為賤者之食而貴者不食之。

黃穎魚

性質　黃穎魚其味甘平有微毒不甚佳美。

效能　能消水腫利小水。

注意　無可記之處。

鯊

性質　鯊生於潮流混濁之川中而溪澗中亦生之，其形頗小，生於江海者則為大形，皆甘平而無毒。

效能　秋候最多人頗嗜之，不特其風味極佳，且能爽快精神。

注意　消化甚難故忌多食。

127

鱠殘魚

性質　鱠殘魚味甘平而無毒。

效能　為羹而食味極佳美且有健胃之效。

注意　多食則損腹部。

麵條魚

性質　麵條魚長一二寸較鱠殘魚為小潔白之甚則相同至於四川作梁以捕之其味淡而佳美無毒性。

效能　患者食之不忌其他與鱠殘魚相同。

注意　効用與鱠殘魚相同故其害亦同。

鱗魚

性質　鱗魚人多不嗜之味甘平而無毒。

效能　食之覺爽快。

注意　消化甚難故腹滿時忌食又疾毒較多之體甚不適宜。

棘鬣魚

心一堂　飲食文化經典文庫

性質　棘鬣魚．一名鯛魚．味美無毒．形似鯶而色赤．

效能　滋養分頗多食之令人肥健女子乳汁少者最宜食之．

注意　傷寒熱病積痞之病皆忌食．

　　　　　烏頰魚

性質　烏頰魚俗名黑鯛形似鯶而色黑甘淡味有小毒．

效能　冷調食之則有効

注意　病者忌食．

　　　　　鱸

性質　鱸之大者二三尺．小者不過數寸味甘有小毒．

效能　逞筋骨和腸胃

注意　雖有小毒尚無發病之憂惟忌多食．

　　　　　魴魚

性質　魴魚味美甘溫最惹人之嗜好多食無害兼無毒性．

效能　能調胃助消化

鰡

注意　宜選新鮮者食之。

性質　鰡魚甘平無毒。

效能　食之能補胃令人肥健。

注意　脂肪甚多者無益於羸弱性有腫毒者之食用。

海鰻

性質　海鰻與鰻相同味甘平無毒。

效能　無鱗魚多無毒製爲肉糕不忌病人之食用且有滋養成分。

注意　惟忌多食。

海鷂魚

性質　海鷂魚甘鹹無毒惟其尾有大毒。

效能　遭其刺毒者以樟腦楠木奇留木薰之則毒自解。

注意　其肉無益而有害故非健康之人則忌食。

文鰩魚

性質　文鰩魚、味不甚美甘酸而無毒有小害。

効能　臨產食之有平產之特効。

性質　多量食之則起口渴虛弱者食之不免有害。
注意

鯖

効能　有滋養之効且能治脚氣。

性質　鯖、味甘無毒、然人之好嫌各異。

注意　鯖酢合食則有害故以不食爲宜。

比目魚

効能　比目魚俗謂之鰈、味美無毒人多嗜之。

性質　營養上大有神益於諸病無障害。

注意　產後忌食又蒸鰈食之時或起腹痛。

梭魚

効能　梭魚形似梭嘴長身曲甘溫無毒人頗嗜之。

性質　食之精神爽快爲壯健者之食品。

注意　與油膩物同食則發瘡疥病人小兒皆忌食。

鱞魚

性質　鱞魚味惡人不嗜之然甘溫無毒。

效能　有溫暖腹中之効其肉有苦昧効益卽由是而來。

注意　多食則發熱覺渴。

鱸魚

性質　鱸魚多脂肪味甘溫無毒但海上之魚往往帶臭如死屍之一種變性。

效能　能溫胃部壯健人食之爲宜。

注意　多食則發瘡疥常爲賤者之食料。

馬鮫魚

性質　馬鮫魚爲青斑色無鱗而有齒其小者謂之青箭味甘多脂肪。

效能　强壯者食之則快活精神。

注意　痞積疝氣及小兒患疥癬者皆忌食。

性質　鰮類似馬鮫魚而小有鱗大者長數寸含有多量之脂肪味最重厚。

效能　為賤者之食料然其油漬者貴人食之。

注意　起痰發瘡疥故惟強壯者食之無害。

效能　肉質堅硬而消化難故胃弱人忌食。

性質　大口魚味鹹無毒供用於食品及藥料。

大口魚

效能　多產於朝鮮味甚美就中腸與脂肪最佳營養上大有裨益。

注意　肉質堅硬而消化難故胃弱人忌食。

松魚

性質　松魚味甘無毒食之頗佳美肉肥色赤鮮明如松節故有是名常生於東北

海。

注意　餃者有毒。

效能　俗謂之鰹多肉而少骨和芥子醋食之則頗佳或炙而食之則有肥健之効。

海鰌

性質　海鰌因其形似而名惟其大小各異巨大者可吞舟。

第八章　魚肉之部

一百十九

食物新本草

効能　性熱而味重厚富於肥膩薹油皮黑而有赤白之肉強壯人食之則可耐寒。

注意　消化難而易於傷胃痞積及帶下者忌食之。

海豚魚

性質　海豚魚亞於鯨而巨大自多量之鹹分及脂肪而成味似水牛而無毒。

効能　爲一般之食料雖不適宜然適於力役者之食品。

注意　可供於肥料貴人不食之。

鮫魚

性質　鮫魚有大小之別骨肉皆柔軟甘平無毒。

効能　爲膾食之則効用與鰤魚相等人多嗜好之。

注意　無營養之効不宜多食。

鱸魚

性質　鱸爲巨魚之一與鮫爲同種而有小毒。

効能　少量食之則令身體肥滿有營養之効。

注意　多食則消化難而失聲音。

性質　河豚、種類甚多人謂其盡含毒性者其說未確味甘溫而美。

効能　治痔疾有殺蟲之効。

注意　有具大毒之部分其味珍美然調理失宜者往往殺人。

華臍魚

性質　華臍魚俗謂之鮟鱇一名琵琶魚因其形肖而名者也初冬之時最多人極

注意　消化甚難非營養之食品。

効能　諸病不忌高貴之人及衛生家常以代河豚而食之。

珍重之至春則其味大劣。

青魚

性質　青魚形似鯉而長達尺許味勝於肉於歲首婚禮等常用之爲覘儀。

効能　力役者食之有益。

注意　消化甚難故虛弱及胃弱者皆忌食。

章魚

135

性質　章魚身小而足長，爲海魚之一種，無毒性含有多量之糖分與鹽分。

效能　人甚嗜之，食時用醋調理者爲最佳。

注意　不無小毒，故忌常食，且消化甚難，故胃弱人忌食之。

鱆魚

注意　鱆魚似章魚而爲別種，腹內有色白如大麥之粒，味較章魚爲勝，故人多嗜之。

注意　虛弱人食之，則起腹痛，白粒之贍熟者，強壯人食之爲宜。

烏賊

效能　無可述之處。

性質　烏賊與章魚皆無骨，形頗類似，其大者長尺餘，然其最大者長及丈餘，味酸

注意　爲不消化物，故病人忌食之。

鰻

平無毒，其乾者謂之鯗或�。

性質　鰻之種類甚多，味珍美，性含小毒。

效能　爲羹食之，則催進乳汁，強壯人食之無害。

注意　小者產生於水田及溝渠含有毒性不宜食用又無鬚及鬆之而色白者皆
不可食。

海蝦

性質　海蝦有小毒味甚美人頗嗜之。

效能　可治頭瘡兼去疥癬身癢。

注意　消化甚難故忌多食。

海糠

性質　海糠一名醬蝦細而如針芒沿海人常醃之以爲醬呈淡紅色味與鰕相同。

效能　雖爲一種之食品而限於食品缺乏時用之。

注意　以爲常食則發便血。

蝦姑

性質　蝦姑亦爲蝦之一種而少異味與蝦相同。

效能　形似於蜈蚣而味不甚佳力役者食之有效。

注意　消化甚惡營養上無效益故貴人不食之。

沙嗼

性質　沙嗼爲塊然之一物形如牛馬之腸頭長五六寸。無目無皮。僅能蠕動。觸之則縮小而如桃栗。味特美人之好否各異。

效能　用醋調理之則爲貴人之食乾者爲藥用。

注意　消化甚難。故胃弱人老人小兒產婦皆忌食。

海參

性質　海參多產於東南海中形似蠶而大其色黑長五六寸表裏皆潔味極美爲殺中之珍品成分中糖辛混淆而無毒。

效能　與豬肉同羹食則補肺止咳嗽効與人參相同。

注意　消化甚難易於傷胃。

鰤

性質　鰤味至美。具甘酸鹹而有微毒人甚嗜之。

效能　强健人食之則覺爽快供於酒膳者尤能增加其量。

注意　病者忌食。

性質　鰺味雖不珍美而平常人多嗜之其成分糖溫無毒。

效能　以醋調理者適於貴人之食品。

注意　非滋養之食品故病者忌食之。

鱠

性質　鱠於五六月之交最多而冬季亦有之味甚佳然為下等品含多量之脂肪，以為食品與松魚不相下且因味美而人多嗜之為強健人之食尤宜，為下等之食品有小毒病人不宜食用蒸而為脯雖可代松魚而其味大劣。

有特臭不堪食之。

大刀魚

性質　大刀魚油膩多而無佳味為下等之食品。

效能　適於力役者之食。

注意　能損腹部病人食之不免有害。

魚膽

139

性質　魚膽、以多量醋味而成調理得宜者甘溫無毒人多嗜之。

效能　除胃中之酸水極覺其爽快。

注意　臨睡時食之則有停滯之害因消化較難故也又衰老胃弱產後等皆忌食。

魚酢

性質　魚酢由多量之醋分而成又含幾分之糖醬甘平無毒人恒嗜之但不免昧鹹之嫌。

效能　爲營養上之品有殺蟲之効。

注意　無鱗魚之酢有害。

鮑魚

效能　鮑魚之乾辛而有臭無毒性爲保存食品而珍重之。

性質　强無美昧而嗜者特愛之。

注意　肉硬而消化難病人及齒力弱者忌食。

鼈

性質　鼈有天性奇形其味有美惡大都無毒然不爲常食。

効能　治帶下、腰痛。

注意　三足者赤色者獨目者頭足不縮者腹有王字者腹有蛇文者在山上（尋

鼈）者皆有毒不宜食用

蟹

性質　蟹具多數之足、味鹹、有小毒。

効能　有散熱之効、人恆嗜食之。

注意　獨螯獨目六足四足腹下有毛者腹中有骨者頭背有星點者目赤者皆有

毒不宜食用。

石決明

性質　石決明、含鹹無毒、人之好嫌各異。

効能　有効於諸眼病。

注意　牡蠣消化難故忌多食。

牡蠣

性質　含有多量之鹽分及甘糖而無毒性。

效能　貝類大都無滋養力而消化難惟牡蠣則不然故宜於病人之食其貝燒炙之可爲藥用。

注意　無可逃之處。

鱓

性質　鱓味甘而無毒。

效能　補虛弱產後食之有效。

注意　病後虛弱運動少者皆忌食。

魁蛤

性質　魁蛤甘平無毒含有多量之水分與鹽分。

效能　健胃助消化。

注意　能起胸痛嘔吐。

淡菜

性質　淡菜即貽貝雖非美味然無毒性。

效能　治帶下消宿食。

心一堂　飲食文化經典文庫

注意　無營養之効忌多食。

蜆

性質　蜆爲小貝含有水分及鹽分而無毒性。

効能　利尿解酒毒。

注意　有微毒多食則發咳嗽。

田螺

性質　田螺含有最多之水分無毒性欲食之時宜預入清水中使之吐出其泥水。

効能　止目熱消酒毒。

注意　多食則停滯催下痢。

蝸螺

性質　蝸螺含有多量之水分與甘味爲無毒之食品人之好否各異。

効能　能解熱去水腫。

注意　不强壯者不可食。

海膽

143

性質　海膽、味極美爲酒客之所好。

效能　治久泄痢有大効。

注意　含有澁味胃弱人忌食之。

蚌

性質　蚌、生於池塘之中、味至淡薄不甘美爲賤者之食。

效能　勞働者食之無害、但須定其食量。

注意　多食則起腹部之患害貴人所不食者也。

辛螺

性質　辛螺、爲螺之一種、含有少量之鹽分與多量之水分。

效能　强壯者食之則覺痛快深嗜之者足以止飢。

注意　肉硬而消化難、故胃弱人及病人皆忌食。

榮螺

性質　榮螺、甘美無毒、調理得宜則成佳品。

效能　少量食之則養體力適於病人之食用。

肉硬而消化難、故胃弱者運動少者皆忌食因有食滯之患故也。

蜆蝛

性質　蜆蝛俗謂之蚝甘美淡薄人多嗜之。

效能　較諸榮螺則彼爲甘鹽此爲甘辛適於病人之食用強壯者食之則有爽快之感。

注意　胃弱人忌食之。

海茸

性質　海茸肉長數寸內空如竹筒生於泥海之中其味佳美人多嗜之，漬於鹽及砂糖中者雖遠輸於他處亦不腐敗本品絕無腥味不類於貝殼中有腸肉在於殼外而有殼短肉長之異形適於強壯者之食用。

效能　爲不消化物故胃弱者病者皆忌食其腸中有毒食之能起腹痛。

注意

指甲螺

性質　指甲螺多生於海濱形大如豆而稍長其殼似蟶其肉及足出於殼外者寸許(如鼠尾)味不甚甘有毒性。

效能　强健人及勞力者得食之．

注意　爲劣等食品中人以上者皆不食多食則發斑．

小蛤

性質　小蛤生於淺海之砂中殼上有堅緻出黃白淡紅之雜花文味淡漠無毒多

產於東海．

效能　患者食之不忌有溫腹部之效．

注意　肉堅硬而消化難易停滯於胸膈胃弱人病人食忌之。

大田螺

性質　大田螺與田螺相同生於沼澤湖池及水田中形類於螺而得名冬則蟄伏

於泥中春暖之候則浮出縱橫自在覓取食物於苗代蒔稻之時期繁育最速故大有

害於苗生育．

效能　於運搬不便之地取殼蒸之置日下曝乾貯藏之以供不時之需其殼燒炙

後可爲石灰之代用品．

注意　田螺於瘠田中而生育者研究其驅除之法最爲重要於此目的奏効易而

肥稻者莫過於石灰若芰除田草而施之於二年間可無餘孽。

蓋

性質　蓋有數種・赤蓋細長自頭部至口端細尖褐而爲淡赤色・可供食用者惟此一種・

效能　赤蓋之脫皮者味美而類於雞肉棲息於山谷者有益血液之循環・凡小兒

注意　其形醜惡人多不食之神經質之人食之則易起疾病・

營養不給而陷於衰弱者食之有效・

第九章　鳥肉之部

鳥肉之總說

性質　鳥肉賞美之者頗多其成分含有水分、蛋白質、脂肪、纖維、澱粉等其富滋養之物可知也今民間所通行者皆其天然之美味故位諸魚肉之上而深貴重之

效能　鳥肉對於身體之効用有催促溫暖及滋養之効故吾人深貴重之就中雞驚之肉其最著者也・

147

注意　鳥肉以消化甚惡爲通則、故虛弱人過度食之則有害。

鶴

性質　鶴有玄白黃蒼之四種、玄者之味爲上品、形小而足黑、白者形最大、味劣、又丹頂鶴者壽頤長、千歲而不死、中國朝鮮人多不食之、鶴之脂肪甚多、味似鴨而稍劣。

效能　能增氣力、其卵解痘毒、故小兒宜食之。

注意　脂肪甚多、故有害於疾毒。

雁

性質　雁、成長於寒地、含有多量之脂肪、味殊美、常羣集於水邊。

效能　味美、故爲貴人之食、久食則壯筋骨、治麻痺。

注意　雁種甚多、有白雁、雁金、新方雁、鴻等之區別、凡生膧物之人忌食之。

鴇

效能　鴇味劣於雁者數等、人之好否各殊、要之鴇雖無毒而非珍貴之品也。

食　調理得宜雖可爲食品、然醃炙而食之爲戾、其效用能溫腹部、適於冬寒之食。

注意　奔走少者食之則有停滯之患．

鳧

效能　有扶助消化治水腫之効．

性質　鳧為食用中之上品十月以後立春以前者有益於病者味甘涼無毒．

注意　忌同食者為胡桃茸及豆類等於同一之種類有黑鳧葦鳧尾長鳧甲鳧小

鳧等諸名稱就中味較綠頭為劣者惟刀鳩尾長鳩次之則為黑鳩其味極惡不堪於

食用大凡鳧之棲息於水田川澤中者為上品棲息於海邊者則味腥而劣．

鶩

性質　鶩為鴨之一種其形相似故謂之家鴨味甘冷有微毒比於鳩則為下品．

注意　黑鴨之肉有毒目白者則有大毒不宜食用．

效能　有補虛治熱痢之効．

鵝

性質　鵝肉甘平無毒白鵞辛冷蒼鵞有毒．

效能　能強壯身體病者食之則有滋養之効．

注意　能起中暑之患多量食之則消化難而催嘔吐。

鷺

效能　甚多有名鳥迴者大而足黑有名大鷺者嘴黃足黑（或呈淡黃色）其他有兩鷺者常集於野有野間瓦鷺者嘴長而黑味較小鷺為劣然其効相似。

性質　鷺味帶鹹含有少量之鹽分與糖分為無毒之食品貴賤皆得食之。夏月食之則最甘美故廚人以夏鷺充冬鴨然炙熟而食之為便鷺之種類

注意　小兒忌食

護水鳥

性質　護水鳥俗謂之方目常在田澤之中形似鷗鷺而為蒼黑色頭有白肉冠足赤見人輒鳴舍有多量之脂肪與少量之糖鹹分為無毒之食品

效能　炙食之能解魚鰕之毒健全人食之則有滋養之効

注意　脂肪甚多故病者食之則有害小兒尤不適宜。

秧雞

性質　秧雞一名水雞味甘溫無毒。

心一堂　飲食文化經典文庫

效能　為營養上之食品而無害。

注意　其効甚少因之其害亦不大惟多食宜愼。

鶹鶹

性質　鶹鶹為無毒之食品。

効能　炙而食之味殊美可治痔漏、脫肛。

注意　過度食之則損腹部小兒忌食。

鴛鴦

性質　鴛鴦、多不供於食用、然有時亦食之、其成分含有多量之鹽分、故毫不甘美。

効能　食之令人肥麗。

注意　忌濫食。

鷸鴻

性質　鷸鴻不為人之常食、然厨人間亦用之、味鹹酸有微毒。

効能　有利水之効。

注意　調理失宜則腥臭甚而不堪於食用虛弱人食之則有害。

151

鷗

性質　鷗亦水鳥之一種含有多量之甘糖，無毒性，適於貴賤老幼之食料，味不甚

效能　能治渴，

注意　調理失宜則腥臭而不可食，

鶉

性質　鶉味含多量之糖質，爲亞於家鴨之氓食品，

效能　實筋骨，有消熱之効，爲貴人之食品，

注意　五月以前忌食，與菌同食則發痔疾，

鷦

性質　鷦味甘溫無毒，爲適當之食品，

效能　有補虛溫中之効，

注意　別無可記之處，

雄

性質　雄棲息於山中毛色美麗含有多量之酸分與水分爲無毒之食品能催腹

性質　溫。

效能　有治溺之効炙食之則味美而爲貴人之食。

注意　秋冬雖有益於人而春夏者有毒久食則令人身瘦與胡桃同食則發頭痛、眩暈與菌類同食則下血與蕎麥同食則生蟲與蔥同食則生寸白蟲。

鶉雉

性質　鶉雉與雉相同顏色美麗而棲息於山中其肉甘平有小毒。

雀

性質　雀爲小鳥其味含有少量之甘糖爲無毒性之食品。

效能　炙食之則味甚美有治帶下之効。

注意　忌與李同食。

燕

效能　燕爲暖地之產雖不可爲常食而味酸平無毒但不甘美。

性質　營養上雖稍有裨益然不可爲平素之食。

注意　燕能捕食農產物之害蟲．故日本常視爲保護鳥．而以法律禁止其捕獲．

告天子

性質　告天子，一名雲雀．色褐似鶉而小．常飛鳴於雲端．甘味溫無毒．

效能　鹽藏者能治泄瀉．

注意　多食則易眩暈．

竹雞

性質　竹雞之味．含有幾分之甘糖．爲無毒性之食品．

效能　能殺惡蟲蟲蟊而食之．於營養上有效．

鴉

性質　其形醜惡．全身爲黑色．味酸澀無毒．然不可爲常食．

效能　食之治咳嗽．

注意　其肉澀而且臭．不堪於食用．

鴿

性質　鴿棲息於山野．或飼養於人家．最易馴人．其味鹹平無毒．

效能 能解諸毒藥、愚人患人馬疥者食之則有顯効。

注意 多食則減藥力。

青鴿

性質 青鴿爲鴿之一類、然成分稍異、其味甘平、無毒。

効能 補虛治惡瘡、其他與鴿無異。

注意 須去肝而食之、否則肉苦而不可食。

雞

性質 雞有棲息於山野與飼養於人家者之二種、其生育之法各異、故其成味亦稍有不同、然大都甘溫無毒、且頗有美味。

効能 丹雞之肉能補虛、黃雞有益於老人要之皆有滋養之大益者也。玄雞白首而有六指四趾者、已死而足不伸者皆有毒不宜食、用鬪雞之能鳴者亦有毒、雞肉忌與胡蒜芥李同食、與兔肉同食則起下痢。

計里

性質 計里含有多量之甘分爲溫暖無毒之食品、然非平素之食。

效能　治肺勞及隔噎病。

注意　多食則起腹痛故雖強健者亦不宜濫食。

鶴

性質　鶴之種類甚多有黑鶴礒鶴鍫鶴等之別然皆爲同一之鳥類含有多量之甘糖其味頗美。

效能　有滋養之効故患者食之無害。

注意　多食則起嘔吐生熱氣

鴇

性質　鴇爲野鳬之一種味甘平無毒卽鳬之不存美味者也。

效能　有補虛之効。

注意　自古以來不爲常食且不存美味都會之人多不食之。

鳥卵

鳥卵之總說

性質　鳥卵由富於滋養分之混合物所成其中最著者惟雞卵其成分自水分七

四、五蛋白質一三、五脂肪一〇、五鐵成分一、五而成卵白之水分尤較卵黃為富

卵黃中富於脂肪鑛成分則以燐酸鹽及鐵為重但一個之卵含有五十至五十五瓦

之重量者必含有一瓦弱之窒素

効能　專恃卵以補窒素之缺乏者一日間不可不至二十個之卵若欲補酸素之

缺乏則不可不用四十餘個然服用之法以半熟者為宜已熟者決然無効

雞卵

性質　雞卵之白部自八十三至八十九分之水分十二至十五分之蛋白質及砂

糖脂肪、曹達鹽炭酸鹽硫酸鹽等各種之成分而成其黃部自五十四分之水七十一

分之蛋白質二十九分之含酸脂肪、及剝篤亞斯新電離酸鹽酸化鐵等而成其卵

殼自炭酸加爾基及燐酸加爾基而成為健康上有裨益之食物然依母雞之種類與

飼料及飼養法常生種種之變化故就各種而分析之不免稍有差違於此依前記

之成立為標準可也

効能　雞卵之有益於人身而營養上効力甚多為世人之所確認然多量食之

則有妨消化害胃部誘起下痢，且其滋味縱豐，非半生半熟者，亦不能以有効。

注意　因自己之食用，而飼養雌雞使之產卵者，若待雌雞產二三卵後而取出之，則不如產後即次第取出之爲宜。如斯取集之卵，雖久經日數，亦無腐敗之虞。蓋雌雞產卵之際，常發多少之熱者也，又雞性善怖而多疑，產卵之時，疑怖益甚，往往蒼皇奔走，選擇產所，故產卵時尤宜遠離其產所，使之絕無恐怖之念慮，否則致折角產卵而中止於中途。

鶩卵

性質　鶩卵之味，較雞卵爲劣，然甘鹹無毒，且有滋養之効。

効能　定其量而食之，則強健身體，且有去胸腹之熱之効。

注意　忌與李子及鼈同食。

鵝卵

性質　鵝卵甘溫無毒，比諸家鴨之卵則味劣，然滋養之効相同。

効能　定量食之，則有強壯之効，可爲病人之食。

注意　過食則強壯者亦忌之，濕毒深者尤忌食。

性質　雞肝為雞之肝臟從種類之不同而有大小之異，效能亦因之而有差違。大抵有惡臭其形扁平，自中央向於下部分裂為二片呈暗紫紅色恰如血塊，其質軟弱。大者如手掌，周緣比諸中心則薄，裂面則向左方下面而傾斜。

效能　增進精力，治衰弱。

注意　販賣於市場之雞肝偽物頗多，凝結雞血使之乾燥而偽充者有之，此等偽物毫無效益，又有以他鳥之肝而混充者，故欲得善良之肝須擇新鮮而不乾燥者為良。至其效力之強大，則以全體黑色之雞為良。

第十章　獸肉之部

獸肉之總說

性質　無論魚鳥獸肉其含有之水分皆達於百中七十至八十之多，實重之物質則有百中十六至二十三分之蛋白質，其中筋纖維最多，其他有生膠質，於犢肉及魚肉中其量尤大，含有百中之四、四又有脂肪雖在瘠肉中亦不下一分至二分，肉中

159

因蛋白質之變化又生種種之物質（附加其固有之味於肉間）如越幾斯、有機酸

類、加里、燐酸是也。

効能

肉為吾人所食用多滋養之効力，且基於年齡飼料或部分而異其味，例如

截牡牛之睪丸飼養之，別其肉柔軟味佳美。

注意

肉之精分頗強，故病毒多者食之反感痛熱而遲緩其全愈，普通人所嗜好

之豬肉能使舊疾復發然應用醫藥之人保養上頗有効益。

牛

性質

牛肉、古時不過供祭祀之用，自發明其富於滋養分，而需用頓增，至於現今，

遂視為第一之食品，其成分自水分、蛋白質、筋纖維、脂肪等而成就，中水分脂肪尤多，

其味甘溫而美，有滋養之効人多嗜之，誠人世間有益之食品也。

効能

現今牛肉之盛用於食品者，雖因西洋人謂牛肉為最有効能之物而起然，

亦由於甘美之適於嗜好故也，其効用能強壯腸胃治婦人之消渴，西洋人常謂任何

之重患皆得食之。

注意

黃牛之肉能發病，斃牛之肉不可食，白首者亦不可食，與韭蘿同食則生熱

病與生薑同食則損齒。

彊健而腸胃厚實者食之無害然稟性柔弱腸胃脆弱者決不可食是因消化甚難故

也又運動不足者食之則致食滯生食者則生條蟲

豚肉

性質　豚肉、爲亞於牛肉之貴重肉類歐洲諸國消費之額平均之每日每人當於

二十八錢餘日本則有嫌忌之風而需用甚稀蓋豚肉常因一種之寄生蟲而生條蟲

食之殊爲危險其原因多由於飼法之不熟練或不注意之所致也然豚肉最富於脂

肪食用以外得其利益者頗多分析之則其成分爲水分五五蛋白質一四脂肪二八

鹽類二、六比之於牛肉雖稍劣而亦不至遠下最適於貯藏爲食肉中之第一等又

適於臘乾或鹽漬洋人之貴重豚肉良有以也

效能　其效能不獨供於食用且其脂肪於器械上亦大有效用屠一頭之豚則可

得多量之肉骨腸皮毛等可爲特效之肥料其他用途甚多無用而廢棄者殊少其飼

育法甚易人人得而爲之除金石以外無不可爲其食料又因其爲動物故以廢藥物

爲飼料已可世俗常言無家畜者無肥料蓋農家肥料第一之製造者實家畜也

注意　調理不得其宜則與不消化物相同，無益於營養而反有害，故食豚肉者宜選精良之品，於高度之熱而煮熟。注意以調理之為要，飼料雖用廢棄物而已足然亦不可不加選擇凡脂肪質最劣者必因飼料之惡劣其肉食之有害最良而最適當者以小麥玉蜀黍粉甘藷馬鈴薯等為第一魚獸肉之腐敗者使多量食之則僅增其脂肪分而不能得良肉於製造臘乾最不適當故以甘藷馬鈴薯之莖根蕪菁南瓜醬油渣之類溶和於水而與之為良其他富於澱粉者為最良但蔥胡椒之類決不可與。

狗

性質　犬以黃犬為最黑白者次之其他皆不可食味酸鹹無毒人多不食之。

效能　有健腎之効適合於冬季之食品。

注意　忌與魚類及蒜同食患消渴者熱病者皆不可食又疲犬病犬狂犬斃死者，目赤者有毒者皆不宜食。

羚羊

性質　羚羊皮厚毛深適用於為褥，其肉含有甘糖，無毒性適於食用，其角之用顧

効能　炒熟而投於酒經宿飲之則可強壯筋骨其他有滋養之効、

注意　肉味不甘美多食無益小兒姙婦、尤忌食、

狸

性質　狸棲息於山林土穴、性喜暖、味甘平無毒爲下等之食品、

効能　資炙而食之則有補虛消蟲之効、

注意　微有毒性婦人小兒、勿食爲宜、

狐

性質　狐味甘温無毒爲下等之食品、

注意　有時有毒性、

水獺

効能　別無可記之處、

性質　水獺棲息於水邊捕魚而爲食味甘鹹無毒。

効能　有催進血行之効、

注意　忌與兔肉同食又忌過量食用。

食物新本草

163

羊

性質● 羊之成分與牛豚等大同而小異●

效能● 健胃之効非他獸肉之可比●

注意● 有害於瘧疾熱病等白羊黑頭白頭獨角者皆有毒●

熊

性質● 歐人多不食日本人頗嗜之其成分含有水分蛋白質脂肪筋纖維等味甘平佳美爲無毒性之食品●

效能● 補虛羸其膽爲藥用有効毛皮爲貴人所愛重●

野猪

性質● 野猪爲食肉中之第一甘美者其成分與他獸無異然脂肪分頗富爲無毒性之食品●

效能● 治癲癇止下血●

注意● 病者食之則減藥力靑蹄者有毒不宜食用●

乳汁

心一堂　飲食文化經典文庫

性質　乳汁、如牛羊、馬駱駝、山羊等之乳、其成分中除浮遊之脂肪球外含有蛋白質、乳糖、溶解鹽類膨脹之乾酪素者也、健康之牛乳、百中含有八四、五至八八、五之水、三至七之乾酪素三、五至五、五之乳糖三至六之脂肪二至七之鑛性成分、然由飼養法之不同有時亦稍有差異。

效能　乳汁適用於滋養上固不待言然放置空氣中時乾酪素之一分分解、而其中之乳糖起酸性醱酵生多量之乳酸故其餘之乾酪素起凝固而乳汁亦凝流乳汁之糞熟者堪於保存、加曹達或石灰水於乳中、亦能持久不壞。

注意　乳汁有時全變其性質、而爲人之病源、卽母體有病之時、或精神起劇烈感動之時則乳汁生變化、而有害於飲用者也、在結核性之牛乳能傳染其病毒於人、其他屢爲窒扶斯毒傳染之媒介又乳汁有易於吸收周邊臭氣之性故宜注意

醫學書局書目

買書者書款從郵局亦可匯寄

上海 派克路登賢里對面 丁氏醫院發行

●學門徑書
醫學指南　二角
醫學指南續編　三角
醫學指南三編　近刊
新內經病要六種講本　二五角
新醫學生理學講本　四角
實驗醫學智識本　一元四角
普通濟生新智識　一元五角
公民衛生問答　三元
德國醫學叢書　五角
縣代名醫列傳　七角
人體寄生蟲病問答　二角
脑系洋病與殺生殖之大研究　四角
講義正續二編

蒙學衛生教科書　一角
公民衛生讀本　一角
近世催眠術　二角
西洋按摩術　五角
●洋話證據醫書　五角
公民衛生問答醫書　一元
生民衛生問答科學　四角
衛生學問答讀本　八角
生理衛生圖學五輻　六角
胃腸新病法　三角
食物新本草　五角
實驗健康之法保證
學校解剖學及組織學
三角　六角　五角　五角

蒙學
公民學
家學
古定方通治
明經諭偽通
傷寒經論通
●續醫之中驗新本草
正名經驗推摩新本草
內科學綱要一夕談
中西醫學方匯通
中外醫科學方學一夕談
●醫學實驗通
化學醫學
內科學綱要
內科學
新撰解制學講義
組經學總論
●醫經學書類
四庫全書中醫書目
歷代新本草
家傳新本草醫家類
二元　五角　六角
一元　二元　四角　八角
一元　四角　三角　二角　二角　二角　四角　二角　三角
近刊　八元

166

食物新本草

167

宣統二年九月出版

中華民國二年十月再版

（食物新本草）

定價大洋六角

譯述者　　無錫　丁福保

總發行所　上海派克路醫學書局

分售處　　上海棋盤街文明書局
　　　　　上海棋盤街商務印書館
　　　　　中國圖書公司
　　　　　上海棋盤街中華書局

各省分售處

各埠中國圖書公司　各埠中華書局

各埠文明書局　各埠商務印書館

版權所有

心一堂　飲食文化經典文庫

新內經

無錫丁福保編纂第一集曰新素問上編詮縮短人壽之原理凡丁章一柔弱之教育二次逸之淫樂三腦力使用之過度四疾病攷不合理之處蹈五不潔之空氣六飲食之過度七十九章一過傳上壯健之出生二合理的身體之教育三活潑能動的青年四慎優儒以外之肉慾五幸福之夫妻關係六睡眠七身體之運動八新鮮之空氣與適當之溫度九田園生活十旅行十一清潔與皮膚之術生十二良好之食品十三精神之平和十四快適之感覺及生活法十五疾病之豫防及療法十六變死之救助十七老年之衛生十八精神及身體之修養十九因體質氣候及生活法不同之各長壽法其第二集曰新鑒樞輕凡二十一章一細胞二組織三骨骼之解剖四骨路之生理衛生五筋肉之解剖六筋肉之生理衛生七、皮膚之解剖八皮膚之生理衛生九消化器之解剖十消化器之生理衛生十一循環器之解剖十二循環器之生理衛生十三呼吸器之解剖十四呼吸器之生理衛生十五排泄器之解剖十六排泄器之生理衛生十七神經系之解剖十八神經系之生理衛生十九五官器之解剖廿循環器理衛生二十男女生殖器之解剖廿一男女生殖器之衛生

生學最新之課本洋裝二册　每部二元四角

教員學生必讀之書可爲高等小學堂中學堂生理衛　爲醫家必讀之書爲

普通醫學問答

無錫丁福保譯述丁氏醫學叢書中此　器官病小至發汗及睡眠罔不擇要備

初學之津梁也　每部大洋五角

食物新本草

書名：食物新本草
系列：心一堂・飲食文化經典文庫
譯著：丁福保
主編・責任編輯：陳劍聰

出版：心一堂有限公司
地址/門市：香港九龍旺角西洋菜南街五號好望角大廈一〇〇三室
電話號碼：(852) 6715-0840
網址：www.sunyata.cc　publish.sunyata.cc
電郵：sunyatabook@gmail.com
心一堂 讀者論壇：http://bbs.sunyata.cc
網上書店：　　　http://book.sunyata.cc

香港發行：香港聯合書刊物流有限公司
地址：香港新界大埔汀麗路三十六號中華商務印刷大廈三樓
電話號碼：(852) 2150-2100
傳真號碼：(852) 2407-3062
電郵：info@suplogistics.com.hk

台灣發行：秀威資訊科技股份有限公司
地址：台灣台北市內湖區瑞光路七十六巷六十五號一樓
電話號碼：+886-2-2796-3638
傳真號碼：+886-2-2796-1377
網絡書店：www.bodbooks.com.tw
心一堂台灣國家書店讀者服務中心：
地址：台灣台北市中山區松江路二〇九號一樓
電話號碼：+886-2-2518-0207
傳真號碼：+886-2-2518-0778
網址：http://www.govbooks.com.tw/

中國大陸發行・零售：心一堂
深圳地址：中國深圳羅湖立新路六號東門博雅負一層零零八號
電話號碼：(86)0755-82224934
心一堂官方淘寶流通處：http://sunyatacc.taobao.com/

版次：二零一七年十月初版，平裝

定價：　港幣　　　一百三十八元正
　　　　新台幣　　五百五十元正

國際書號 ISBN 978-988-8317-84-4

版權所有 翻印必究